SIXPACK IM KOPF

Inhalt

Einleitung
Den Pionier in dir wecken — 6
Der kleine Mönch: ein wahrer Held — 18
Wer schreibt dieses Buch? — 26
Warum dieses Buch? — 37
Anleitung zum Lesen — 44

Kapitel 1
Was wir unter Meditation verstehen — 49

Kapitel 2
6 Tipps zur Meditation — 57

Kapitel 3
Die 3 größten Hindernisse in der Meditation und wie du sie überwindest — 75

Einleitung

Kapitel 4
So trainierst du deinen Sixpack — 89

Übersichtsplan des Sixpack Trainings — 95

Kapitel 5
So behältst du deinen Sixpack — 167

Kapitel 6
Das ist dein Sixpack — 185

Kapitel 7
Das bringt dein Sixpack anderen Menschen — 207

Die Autoren
Nicole Roewers — 230
Florian Heinzmann — 231

Danke — 232

Anmerkungen — 234

Einleitung

Den Pionier in dir wecken

Hey du Pionier!

Pionier? Warum, magst du dich fragen, soll ich denn ein Pionier sein? Weil du gerade den ersten Schritt einer fantastischen Reise gemacht hast. Du machst dich auf in unbekanntes Neuland. Vor dir liegt ein Weg, der große Abenteuer für dich bereithält: ungeahnte Weiten, unerforschte Tiefen und grenzenlose Schönheit. Und wenn du bereit bist, diese Reise Schritt für Schritt beharrlich zu gehen, wirst du einen großen Schatz finden: die Kraft, die Freude und die Ruhe, die tief in deinem Selbst liegen.

Die meisten Menschen kennen drei Bewusstseinszustände: schlafen, wachen, (tag)träumen. Doch es gibt einen weiteren Zustand. Einen, den wir jederzeit bewusst und selbstbestimmt einnehmen können und der es uns ermöglicht, ganz einfach Stress und Anspannung abzubauen und stattdessen aus unserem vollen Potenzial zu schöpfen. Es ist der Zustand der Meditation. Die Yogis nennen diesen Zustand den vierten Zustand (Turiya). Dieser Zustand ist keine Trance, keine Halluzination. Kein Weg-Sein. Vielmehr ist er einfach ein vollständiges Da-Sein, reine Präsenz, ein Gegenwärtigsein in der Wirklichkeit, ein Gewahrsein im Hier und Jetzt. Es ist **einfach nur ein**

Wachsein, ohne den Gedanken der Vergangenheit und der Zukunft hinterherzujagen. Ein Zustand reiner Wahrnehmung und Beobachtung, ohne irgendetwas zu tun. Es ist ein Wachsein im Wachzustand.

Verdammt gute Zeiten für Pioniere

Früher war es nur wenigen Menschen vergönnt zu lernen, wie man diesen Zustand einnimmt. Es waren die Mönche und Nonnen verschiedenster spiritueller Richtungen, die mitunter dafür einen hohen Preis zahlten: Sie mussten ihr altes Leben aufgeben, ihre Familien verlassen und in abgeschiedenen Klöstern in Entsagung leben oder sich hoch in den Bergen einen Guru suchen und in einer Höhle leben. Das ist ein für alle Mal vorbei. Das gesamte Wissen über die faszinierende Methodik und Wirkung der Meditation ist nun für uns alle verfügbar. Heute können wir unser ganz normales Leben weiterführen und ihm einfach eine neue Dimension hinzufügen. Du verlierst nichts (außer einigen Ballast), gewinnst aber für dein tägliches Leben so viel Kraft und Gelassenheit, dass du es leichter meistern kannst. Und das ganz ohne Kloster, ohne Höhle, ohne Abstinenz und ohne Dogmen. Das ist doch großartig oder?

Auch aus noch einem anderen Grund ist diese Zeit hier in unserem Land günstig für Pioniere: Eigentlich fehlt es uns an nichts. Wir haben genug zu essen, haben sauberes Wasser, ein Dach über dem Kopf und leben hier in Frieden. Wir können frei unsere Meinung äußern und die Vorzüge der

Demokratie genießen. Wir haben freien Zugang zum Wissen dieser Welt und können uns fortbilden. Nie war der medizinische Standard höher und für alle verfügbar. All unsere Grundbedürfnisse sind scheinbar erfüllt.

Und doch scheint es etwas zu geben, von dem es nicht genug gibt. Warum leiden so viele Menschen vor allem in Deutschland massiv unter Stress? Und das bereits in frühen Jahren. Für eine Studie von 2016 wurden 1000 Jugendliche und junge Erwachsene befragt. 68% der 14- bis 34-jährigen fühlen sich demnach regelmäßig gestresst, mit seit Jahren steigender Tendenz.[1] Die Mehrzahl der Menschen hat – rein statistisch gesehen – zu viel im Kopf, ist ständig in Unruhe, hat das Gefühl, den Kontakt mit sich selbst zu verlieren, kann abends nicht abschalten, hat das Gefühl, nur noch zu funktionieren, anstatt zu leben. Sehr viele Menschen haben Angst, „es" nicht mehr zu schaffen: den täglichen Marathon, den wir unseren (Berufs-)Alltag nennen. Was also fehlt?
Es ist der ganz natürliche Zugang zu unserem inneren verborgenen Potenzial und unseren verborgenen inneren Kräften, zu unserer Intuition. Es ist der Zugang zum Herzen, zu unserer inneren Kraftquelle. Diese Kraftquelle in dir zu erschließen, darum geht es in diesem Buch. Und die Methode dazu ist die Meditation.

Die Quelle aller Kraft liegt im eigenen Geist.

Florian Heinzmann,
Meditationslehrer, ehem. Mönch

Pionier ... mit Startschwierigkeiten?

Wenn du dich für das Thema Meditation interessierst, hast du sehr wahrscheinlich einen inneren Ruf: die Sehnsucht nach Ruhe, Kraft und mehr Lebendigkeit. Vielleicht auch nach Tiefe und Sinn. Die Sehnsucht, dass da noch etwas anderes ist als die Oberfläche, auf der wir uns alle tagtäglich bewegen, die wir alle so gut kennen und bespielen können. Nach etwas, das in deinem Leben einen Unterschied machen könnte.

Vielleicht hast du zu diesem Buch gegriffen, weil du ein brauchbares Mittel gegen Stress suchst? Vielleicht hast du schon gehört, dass Meditation eine fantastische Sache ist, um mehr in die Ruhe, die Klarheit, die Kreativität, Lebendigkeit und Gesundheit zu kommen. Oder du möchtest deine bereits angefangene Praxis vertiefen?

Aber da gibt es ein Problem: Du weißt nicht recht, wie. Und vor allem: Wann? Und genau das ist unsere größte Herausforderung, wenn es darum geht, in der eigenen Entwicklung den nächsten Schritt zu machen: Wir finden keine Zeit dafür.

Wir alle haben Berufe, in denen wir alles geben. Wir haben Familien, Kinder, für die wir da sein wollen, Partner, sind Mütter und Väter, Ehemänner und Ehefrauen, Geschäftsführer und Angestellte, Kreative und Lehrer, müssen einkaufen und die Wäsche machen, Gute-Nacht-Geschichten vorlesen. Wir sind Schwestern und Brüder, Freunde oder Vereinsmitglieder, gehen zum Yoga oder Joggen, haben diese Mitgliedschaft im Fitnessstudio,

Einleitung

lieben Kino oder Kölsch (oder beides). Kurz: Es gibt immer etwas zu tun. Wann um Himmels Willen sollen wir dann noch in Stille sitzen und unsere inneren Kraftquellen ergründen? Am besten noch in einer regelmäßigen, täglichen Praxis? Und WENN wir dann mal Zeit haben, dann gibt es ja immer noch ihn: den Schweinehund. Es ist doch gerade so verdammt gemütlich auf dem Sofa! Und jetzt bringt mir mein Schatz auch noch einen Wein aus der Küche mit! Ach, weißt du was, das mit dem meditieren fange ich morgen an.
Das kennen wir. Wir wissen genau, wie du dich fühlst.

Der Grund, warum wir dieses Buch geschrieben haben, ist, dass wir genau das alles nur zu gut kennen. Wir selber haben viel probiert, viel verworfen und speziell ich (Nicole) bin beim Versuch, Meditation fest in meinem Alltag zu verankern, immer wieder daran gescheitert, dass ich mir einfach nicht die Zeit genommen habe oder dachte, sie mir nicht nehmen zu können. In einem Vollzeitjob als selbständige Fernsehjournalistin, Reporterin und Moderatorin mit Familie war es nun mal nicht einfach, sich täglich 40-60 Minuten hinzusetzen und zu meditieren, wie es viele Traditionen vorschlagen. Für mich war das schlicht nicht möglich. Morgens hätte ich dafür sehr früh aufstehen müssen, und sorry, aber bei zwei Kindern ist mir mein Schlaf heilig, und zwar jede Minute (und außerdem bin ich ein Morgenmuffel). Abends war ich schlicht zu müde, mich eine volle Stunde auf dem Kissen aufrecht zu halten. Von gerichteter Konzentration will ich mal gar nicht reden. Und noch schlimmer: Weil ich es nicht geschafft habe, war ich frustriert. Ich hätte ja gerne täglich praktiziert, aber es war für mich leider völlig unrealistisch. Andererseits wusste ich: Wenn ich mich mal hingesetzt hatte, hatte das einen enormen Effekt auf mein Wohlbefinden.

Der Pionier-Plan

Ich brauchte also einen Plan. Eine einfache, alltagstaugliche Methode. Zum Glück gab es da Florian. Wir haben mal gerechnet: Florian – ehemaliger Mönch - hat in seinem Leben rund 12.000 Stunden meditiert. Ich (Nicole) – ehemalige Fernsehjournalistin – hatte mindestens genauso viele Stunden Stress (auch wenn's Spaß gemacht hat). Die perfekte Kombination, eine Methode zu entwickeln, die Tiefe hat, aber auch alltagstauglich ist.

Und so lautet der Plan:

1. Wir geben dir das nötige **Wissen**, das du brauchst, um mit der Praxis zu beginnen.

2. So bekommst du deinen Sixpack im Kopf: Dein **Schritt-für-Schritt-Trainingsplan**, mit dem du systematisch über 8 Wochen in die Praxis einsteigen kannst. Denn ein Pionier kannst du nur sein, wenn du dich fit machst.

3. So behältst du deinen Sixpack im Kopf: Mit dem **Sixpack-Coach** bleibst du dran. Wende das Erlernte JEDERZEIT im Alltag an und bringe so selbstbestimmt mehr Ruhe, Klarheit und Kraft in dein Leben.

Pionier sein – vor allem im Alltag

Egal, ob du in der Einkaufsschlange stehst, in einem langweiligen Meeting sitzt oder dir eine Stunde Zeit für deine Meditation auf dem Kissen genommen hast, mit dieser Methode ist alles möglich. Du wirst sehen – einfacher geht's nicht.

Dieses Buch ist eine Einladung, Meditation so oft wie möglich zu praktizieren und damit deinen Alltag erheblich zu bereichern. Gelegenheiten dazu gibt es reichlich. Meditation bedeutet nicht nur, mit geschlossenen Augen auf dem Kissen zu sitzen, sondern sie ist eine Technik, die unseren Alltag enorm entschärfen kann. Denn da gehört Meditation unserer Meinung nach hin: mitten in unser Leben, mitten in jeden noch so vollen Alltag. Ob du eine oder zehn Minuten Zeit hast, ob du einfach mal tief durchatmen, den Körper entspannen oder Kraft tanken willst. So wirst du Atemzug für Atemzug vom Getriebenen zum Fels in der Brandung: Voller Kraft, in sich ruhend, den Stürmen des Lebens sicher standhaltend und: sich entfaltend und neue Wege einschlagend.

Die Meditationen sind so ausgelegt, dass du sie problemlos ohne Anleitung immer und überall praktizieren kannst. Doch wir wissen, dass es gerade am Anfang mit Anleitung viel einfacher sein kann, in die eigene Praxis zu kommen. Deswegen haben wir alle aufgeführten Meditationen für dich bereitgestellt. Wenn du also mit Unterstützung meditieren möchtest, kannst du die kompletten begleitenden Audiofiles auf unserer Website kaufen. (www.unity-training.de/shop)

Die Revolution der Pioniere

Da du dich für dieses Buch interessierst, hast du bereits den ersten Schritt gemacht, fantastisches Neuland zu entdecken. Und ist es nicht genau das, was Pioniere ausmacht? Die unstillbare Neugierde, die Lust, etwas Neues zu entdecken? Dass es da endlose Weiten, atemberaubende Höhen und die stillsten Tiefen zu entdecken gibt, die wir uns vorstellen können?

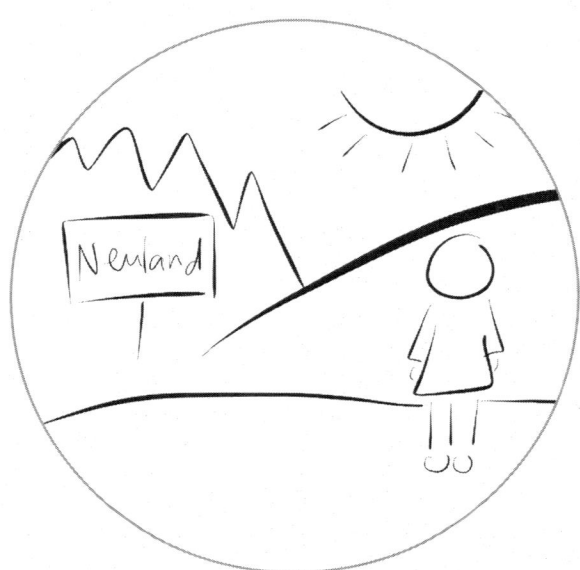

Einleitung

Dieses Buch ist die Einladung, den Pionier, den Entdecker in dir zum Leben zu erwecken. Pioniere sind außergewöhnliche Menschen. Sie haben diese Sehnsucht im Herzen, etwas zu tun, was noch niemand getan hat. Etwas zu entdecken, was noch niemand zuvor entdeckt hat, etwas fruchtbar zu machen und zu erwecken, was noch brachliegt. Diese Sehnsucht ist großartig, denn mit ihr ist ein Feuer in dir lebendig. Deine Sehnsucht ist dein Kompass, denn sie führt dich auf direktem Weg in ein Leben mit mehr Erfüllung, Tiefe und Sinnhaftigkeit. Dieses „Etwas", was du suchst, liegt nicht in den Sternen und nicht auf dem höchsten Berg, sondern in deinem Innersten. Es ist der wertvollste Schatz, den du dir vorstellen kannst und es ist das Ziel dieses Buches, diesen Schatz zu entdecken und zu heben. Dieses Buch soll dich auf deiner Reise dorthin begleiten. Eine Reise, die abenteuerlich, spannend, wunderschön, erkenntnisreich und zutiefst erholsam sein wird. Du brauchst den Mut eines Pioniers, um diese Reise anzutreten, ebenso Neugierde und den beherzten Entschluss, deine Komfortzone zu verlassen, denn der Weg führt durch unbekanntes Land und kann voller Wagnisse sein, voller unvorhergesehener Begegnungen. Du wirst völliges Neuland entdecken, doch jeder Schritt auf deiner Reise wird dir neue, wertvolle Erfahrungen und Erkenntnisse bringen. Das Ziel der Reise bist du selbst. Genauer gesagt: Es ist dein innerster Kern, dein in dir liegender Schatz an Kraft, Freude, Fülle, Glück und Liebe.

Bist du bereit? Dann zettel doch mit uns eine Revolution an, oder den nächsten Schritt der geistigen Evolution. Erinnerst du dich, dass noch in den 50er Jahren Jogger oder in den 90er Jahren Yoga-Praktizierende komisch angeschaut wurden, gar belächelt? Und heute? Weiß jeder: Wenn ich gesund bleiben möchte, muss ich Sport machen. Der amerikanische ABC-News-Reporter Dan Harris (der nach einer Panik-Attacke mitten in einer Live-Sendung die Meditation für sich entdeckte) behauptet, so werde das auch mit Meditation sein. Er nennt die Meditation die nächste Gesundheitsrevolution. In zehn Jahren wird das so selbstverständlich sein wie gestern das Joggen und heute das Yoga, denn der Nutzen ist umwerfend. Und du bist der Pionier.

Es gibt eine Vollkommenheit
tief inmitten alles Unzulänglichen.

Es gibt eine Stille,
tief inmitten aller Ratlosigkeit.

Es gibt ein Ziel,
tief inmitten aller weltlichen
Sorgen und Nöte.

Buddha

Der kleine Mönch: ein wahrer Held

Der kleine Mönch - eine alte Geschichte aus dem Zen-Buddhismus

Ein kleiner Mönch in einem Zen-Tempel in Japan bekam den Auftrag, eine wichtige Schriftrolle in ein anderes Kloster zu überbringen und dem Abt persönlich in die Hände zu geben. Der kleine Mönch machte sich auf den Weg und kam kurz vor der Stadt, in die er musste, auf eine Brücke zu, die auf dem einzigen Weg in die Stadt notwendigerweise zu überqueren war.

Doch auf dieser Brücke stand ein großer, kräftiger Samurai und überall um die Brücke herum sah der kleine Mönch Leichen umherliegen. Als der kleine Mönch um Durchgang bat, brüllte der Samurai: „Hier kommt keiner durch! Wenn du hier durchwillst, musst du zuerst mit mir kämpfen! Hier ist dein Schwert! 99 haben es schon versucht! Alle sind tot! du bist der Hundertste!" Der kleine Mönch bat weiterhin um freien Durchgang: „Ich kann nicht mit Ihnen kämpfen, edler Krieger. Ich habe ein wichtiges Dokument in das Kloster zu überbringen. Bitte lassen Sie mich durch, damit ich meine Aufgabe erfüllen kann." „Nein!", brüllte der Samurai, „wer hier durchwill, muss mit mir kämpfen!" Der kleine Mönch machte noch einen Versuch: „Bitte lassen Sie mich in das Kloster gehen und die Schriftrolle abgeben. Auf dem Weg zurück werde ich mit Ihnen kämpfen. Das verspreche ich."

Einleitung

„Na gut", sagte der Samurai, „weil du ein Mönch bist, werde ich dich vorbeiziehen lassen. Aber ich warte auf dich! Auf dem Rückweg musst du mit mir kämpfen!"

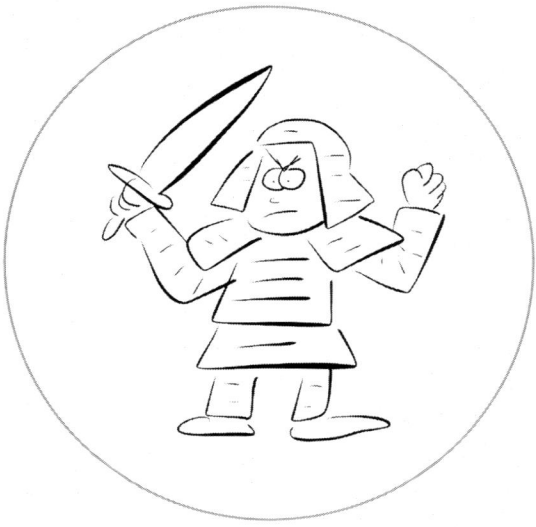

Der kleine Mönch ging über die Brücke, gab die Schriftrolle dem Abt in die Hand, erzählte diesem den Vorfall an der Brücke und bat ihn um Rat. „Nun, so wie es aussieht, wirst du sterben müssen, kleiner Mönch. Du musst zurückkehren zum Samurai, mit ihm kämpfen und er wird dich töten. Aber es ist nicht so schlimm, wie du vielleicht denkst. Nimm einfach das Schwert des Samurai entgegen, halte das Schwert mit beiden Händen hoch über deinen Kopf, stehe fest, ohne dich zu bewegen und tue nichts. Wie im Zazen, der Meditation. Achte einfach nur auf deine Atmung. Wenn es am Scheiteldach ganz kalt wird, dann kommt der Tod. Das ist alles."

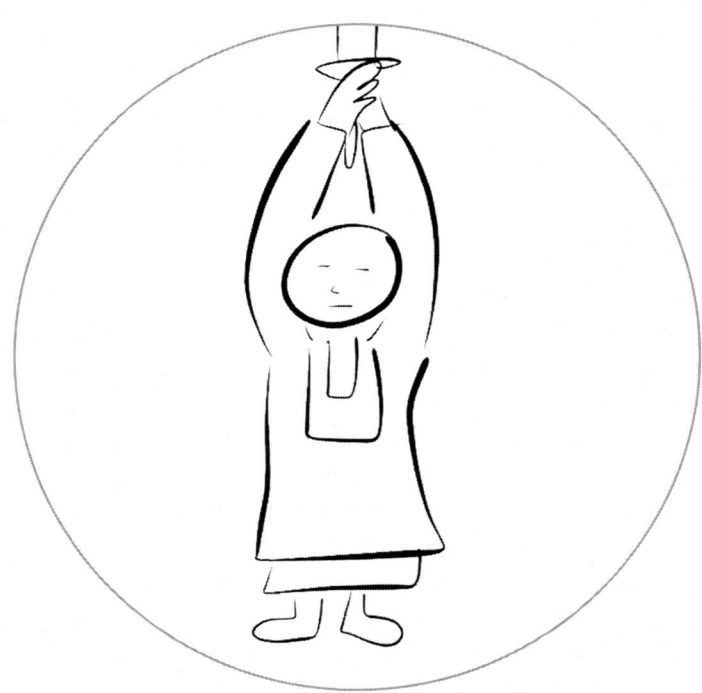

Der kleine Mönch war nicht ganz glücklich über diese Nachricht, fügte sich aber seinem Schicksal und ging zurück zur Brücke. Dort wartete der Samurai und gab dem kleinen Mönch das Schwert. Sofort als der kleine Mönch das Schwert in den Händen hielt und der Kampf begann, hob er, wie der Abt gesagt hatte, das Schwert mit beiden Händen in die Höhe, stand fest und bewegungslos, schloss die Augen und konzentrierte sich auf seine Atmung. Der Samurai rannte mit großem Gebrüll auf den kleinen Mönch zu, aber als dieser sich nicht regte, stutzte der Samurai und fragte sich: „Warum bewegt sich dieser Mensch nicht?" Noch einmal machte der Samurai ein paar Schritte zurück und trat ihm mit einem fürchterlichen Schrei entgegen, doch der Mönch bewegte sich nicht einen Millimeter. Da wurde der Samurai unruhig und sagte sich: „Wahrscheinlich besitzt dieser Mensch eine neue Kampftechnik, die ich nicht kenne. Bestimmt ist er ein großer Meister und wird mich gleich töten. Und er kniete sich nieder und bat den Mönch um Gnade. Der kleine Mönch sagte sich: „Das dauert aber lange, bis der Tod kommt." Er öffnete die Augen und sah den großen Samurai vor ihm knien. Dieser sagte: „O Mönch, großer Meister, bitte verschone mich. Ich habe nicht gewusst, wen ich vor mir habe." Da gab der kleine Mönch dem Samurai sein Schwert zurück und ging über die Brücke zurück in sein Kloster.

Mönch schlägt Samurai

Ein geübter Geist ist ein glücklicher Geist.
Buddha

Ist das nicht erstaunlich? Der kleine Mönch tut nichts und zwingt damit den Samurai in die Knie. Der kleine Mönch kämpft nicht, er rennt nicht weg. Er bleibt einfach da und atmet. Das macht den Samurai fertig. So etwas hat er noch nicht erlebt. Da muss eine größere Kraft als meine dahinterstecken, denkt er sich und gibt auf.
Wie hat der kleine Mönch das geschafft?
Was ihn so stark macht, ist die Kultivierung des eigenen Geistes. Er hat, was der Samurai nicht hat: Einen Sixpack im Kopf. Er macht genau das, was der Abt ihm gesagt hat, er achtet auf seine Atmung und tut nichts. Und dann geschieht das Wunder! Der Samurai geht vor ihm auf die Knie. Der kleine Mönch schafft es, im Angesicht des Todes wortwörtlich Ruhe zu bewahren und sich dadurch mit seiner größten inneren Kraft zu verbinden. Er schafft es, sich in einer scheinbar ausweglosen Situation frei zu machen von Angst. Und dadurch zeigt er uns, wie auch wir in unsere wahre Kraft kommen: Durch das Verweilen im gegenwärtigen Augenblick. Das Hier und Jetzt ist das Tor, das uns jenseits des analytischen Verstandes führt. Vom Denken ins Sein.

Wir leben in einer Zeit
vollkommener Mittel
und verworrener Ziele.

Einstein

Der Samurai verneigt sich

Einen Samurai hat jeder. Nein, er ist nicht der Chef oder die Schwiegermutter. Dieser Samurai ist ein Symbol für den eigenen Verstand. Es sind die ewig kreisenden Gedanken, die Sorgen, das ewige Geplapper im Kopf, das ständige „Beschäftigt-Sein", unsere Wut, Aggression und Angst – kurz: Alles, was uns (oft völlig unbegründet) unter Stress setzt, uns innere Unruhe bereitet und uns unsere Lebensqualität raubt.

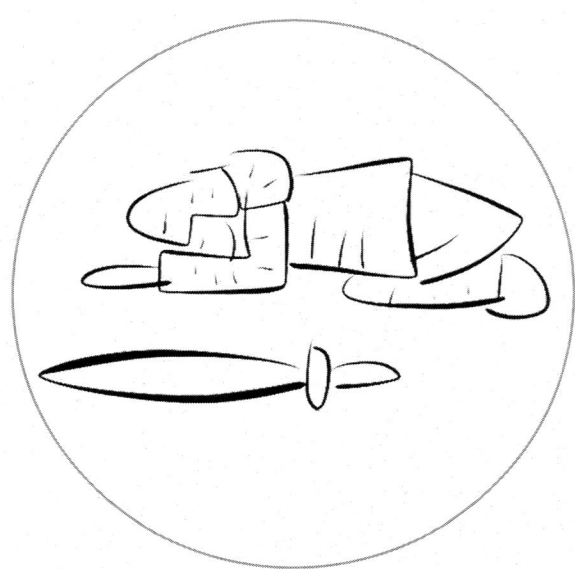

Einleitung

Einfach betrachtet hat unser Verstand zwei Gesichter: Das eine hat sehr pragmatische und bisweilen auch liebevolle Züge, es hilft uns, Probleme zu lösen, schützt uns vor Gefahr, hilft uns, uns in der Welt zu orientieren, unsere Rollen zu erfüllen, plant unsere Zukunft, reflektiert die Vergangenheit usw. Doch bisweilen schlägt unser Verstand mächtig über die Stränge und das gütige Gesicht wird zu einer kampfwilligen Fratze, zum Samurai, zum Krieger, der ständig kämpfen will und sich uns in den Weg stellt. Er schafft Probleme, wo gar keine sind. Er tut so, als wäre überall Gefahr. Er peitscht uns in die Erfüllung unserer Rollen, bis wir völlig erschöpft aufgeben. Er quält uns mit negativen Gedanken, Sorgen und Ängsten, obwohl in Wirklichkeit alles in Ordnung ist. Wenn du nachts schweißgebadet aufwachst und nicht mehr einschlafen kannst, weil deine Gedanken rotieren und du keine innere Ruhe mehr findest, ist dein Samurai übermächtig geworden. Wenn du unkontrolliert deine Kollegen anherrschst und es dir hinterher leidtut, wenn du Sorgen hin und her wälzt und nach Feierabend nicht mehr abschalten kannst, dann schwingt der Samurai sein Schwert und jagt dir gehörig Angst ein. Du fühlst dich getrieben, findest keine Ruhe mehr, kannst das Leben nicht mehr richtig genießen. Kurz: dein Samurai raubt dir deine Lebensqualität. Doch dieser Samurai lässt sich zähmen. Wir wollen ihn keinesfalls abschaffen, das ließe er nie im Leben zu und es wäre auch dumm, denn wir brauchen ihn ja schließlich. Etwa wenn wir etwas tief durchdenken müssen, wenn wir planen oder die Vergangenheit reflektieren. Aber wir sollten uns von ihm nicht auf der Nase herumtanzen lassen, denn dann sind nicht mehr wir Chef im eigenen Kopf, sondern er, der

Samurai. Er stellt sich ungefragt in den Weg und spielt sich mächtig auf. Doch auch wenn du einen Samurai im Kopf hast – im Herzen bist du ein Pionier, der weiß, dass es noch mehr im Leben geben muss: eine unversiegbare Kraftquelle in dir, die den Samurai in die Knie zwingt. Dieses Mehr ist bereits da. Alles, was du brauchst, ist der eiserne Entschluss, es zu entdecken.

Wer schreibt dieses Buch?

Nicole

Als ich mich zum ersten Mal bewusst hingesetzt und meditiert habe, habe ich meinem persönlichen Samurai direkt in die Augen geschaut. In meinem Kopf sah es folgendermaßen aus:
Eine sechsspurige Datenautobahn, ich in der Mitte auf dem Grünstreifen. Die Daten – Gedanken, Bilder, Fetzen - rasen in Atem beraubender Geschwindigkeit an mir vorbei, wie Autos, schrill in den Farben, heulend die Motoren. Mir blieb die Luft weg. Mein Kopf war voll. Übervoll. Am liebsten hätte ich sofort wieder die Augen aufgemacht. Ich war meinem persönlichen Samurai begegnet, dem Ergebnis meines ganz normalen, randvollen hektischen Lebens: Stress, der längst in den tiefsten Teilen meines Gehirns angekommen war.
Dabei war ich mit meinem Leben keineswegs unzufrieden, oder gar un-

glücklich. Ich war Mutter und freiberufliche Fernsehjournalistin, finanziell unabhängig, hatte neben meinem Job noch viele Ideen und Projekte, machte Sport und pflegte Freundschaften. Beruflich ging es bergauf. In meiner Redaktion wurde ich Live-Reporterin und schließlich Moderatorin der Live-Sendung. Alles gut. Nur war ich auf dem besten Weg, vor lauter Aktion den Zugang zu etwas sehr Wertvollem mehr und mehr zu verlieren: Zu meiner inneren Stille, zu mir selbst. Stattdessen war ich ständig im Laufschritt unterwegs. Ich war eine Getriebene, die verlernt hatte, was wirklich zählt. Mein Samurai war ziemlich groß geworden, laut und omnipräsent. Er übertönte die Schönheit des gegenwärtigen Augenblicks, die Schönheit eines Vogelgesangs am Morgen, der ersten Sonnenstrahlen des Tages auf der Haut, das unbeschreibliche Glück, das vom Lächeln eines Kindes ausgeht, das friedliche Gefühl einer Abenddämmerung, die Dankbarkeit, einfach gesund und am Leben zu sein. Stattdessen peitschte mich mein Samurai durchs Leben: Immer mehr, immer schneller, immer besser. Mein Samurai war nie zufrieden. Ich hatte zwar äußerlich alles, aber innerlich rotierte ich. Doch tief in mir spürte ich, dass das zwar irgendwie normal, aber nicht richtig war. Ich hatte keine Ahnung, wie es anders gehen sollte, aber das Gefühl, dass da irgendetwas nicht stimmte und dass das nicht alles sein konnte, war da und es blieb.

Ohne zu wissen, dass ich damit den ersten Schritt auf meinem eigenen Weg als Pionierin machte, entdeckte ich die Meditation. Zuerst in meinen Yogastunden. Ich fühlte mich nach den Yogastunden wunderbar. Leicht, frei und unbeschwert. Zunächst dachte ich, es läge an der körperlichen Betätigung.

Doch mehr und mehr stellte sich für mich heraus, dass es der geistige Zustand war, der mich so entspannte. Die Konzentration auf Bewegung und Atem. Zwei Objekte der Konzentration gleichzeitig, und schon beruhigte sich mein Samurai. Wie wohltuend! Konnte ich diesen Zustand, dieses wohltuende Verweilen im Hier und Jetzt nicht auch außerhalb der Yogastunde hinbekommen? Vielleicht sogar mitten in meinem vollen Alltag? Zunächst waren es zaghafte Versuche, eher halbherzig in mein Leben integriert, mal ja, mal nein. Und dann verpasste mein Leben mir eine wunderbare Gelegenheit, diese Erfahrung zu vertiefen.

Ich hatte eine Krise. Mein damaliger Lebenspartner kam statt mit Geschenken mit einer Affäre von einer Reise zurück und von einem auf den anderen Tag war diese Beziehung für mich vorbei. Von Wut, Trauer und tiefem Schmerz erfüllt trennten sich von heute auf morgen unsere Wege. Ich leckte meine Wunden und hatte innerlich einiges zu bewältigen. Hinzu kam, dass mein Vater zu dieser Zeit eine Herz-OP hatte, während der er sich mit multiresistenten Krankenhauskeimen angesteckt hatte. Wochenlang lag er auf der Intensivstation und kämpfte um sein Leben. Der Verlust meines Partners und die täglichen Besuche auf der Intensivstation kosteten mich eine Menge Kraft. Zu all dem hatte meine Mutter auch noch einen Schlaganfall. Ich schaffte es gerade noch, meinen Job als Moderatorin gut auf die Reihe zu bekommen und mich um meinen Sohn zu kümmern, aber mehr war nicht möglich. Ich suchte verzweifelt nach einer Zuflucht, nach einem Pflaster für meine wunde Seele.

Nach ein paar Tagen Auszeit in einem Aschram begann ich zu Hause intensiv die Sitzmeditation zu praktizieren. Ich sehnte mich nach innerer Ruhe und wollte nicht mehr die Getriebene sein. Doch mein Samurai war gewaltig. Sobald ich mich hinsetzte, schleuderte er ein unüberschaubares Durcheinander von Gedankenfetzen, Bildern und Stimmen vor mein geistiges Auge. Mein Ex mit seiner Affäre im Urlaub. Mein Vater an der Beatmungsmaschine. Die Sorge, ob ich die große Wohnung mitten in Köln für mich und meinen Sohn würde halten können. Die Frage, wie ich bei all dem leistungsfähig bleiben und meinen Job als Fernsehmoderatorin machen sollte usw. Das war beängstigend.

Das ist genau der Moment, an dem es sehr verlockend ist, die Meditation lieber doch zu lassen. Doch ich hielt durch. Es gab irgendwie keine andere Wahl, als meinem Samurai zu begegnen, ihm tief in die Augen zu blicken und im Feuer sitzen zu bleiben. Meditation ist etwas für dich, wenn du dich dem Samurai stellen willst. Und ist er noch so groß. Du brauchst das Herz und die Ausdauer eines Pioniers plus die richtige Technik, dann kriegst du ihn klein.

Je mehr ich praktizierte, desto mehr glitt ich in jene ruhevolle Wachheit, die mich jenseits allen Wahnsinns wieder Kontakt aufnehmen ließ zu mir selbst, meiner inneren Quelle, zu meinem Anker. Ich benutzte dafür das in Meditationstechniken uralte Bild des Ozeans: Auf der Oberfläche tobte der Sturm, peitschte die Gischt, wuchsen die Wellen meterhoch. Doch mit jedem Atemzug sank ich tiefer und ließ diese Oberfläche hinter mir, und je tiefer ich sank, desto stiller und unberührter wurde es. Sollten da oben doch die Wellen toben, hier unten war es rein und still.

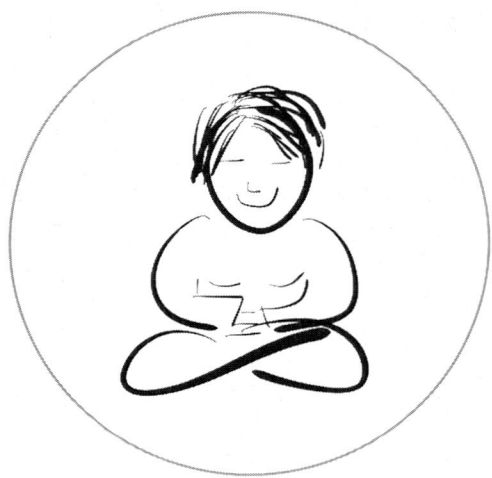

So habe ich gelernt, wieder Chef im eigenen Kopf zu werden. Ich bin sicher, dass Meditation nicht einfach nur beruhigend ist. Sie kann tiefliegende psychische Spannungen auflösen, ja sogar tiefliegende Traumata, wie wir in diesem Buch zeigen werden.
Heute geht es meinem Vater wieder gut, er hat es überstanden und auch meine Mutter hat den Schlaganfall sehr gut überwunden. Ich selbst habe den Mann meines Lebens geheiratet. Und nicht nur das: das Leben hat mir meinen Wunsch nach einem zweiten Kind erfüllt. Seitdem ich diesen Weg des Pioniers eingeschlagen habe, hat sich für mich sehr viel positiv verän-

dert. Mein Innerstes zu entdecken und meinen Schatz zu heben, hat mir den Mut gegeben, auch beruflich neue Wege zu gehen und mein Leben voll nach meinen Bedürfnissen auszurichten. Es hat mir den Mut gegeben, einen gut bezahlten, sicheren und renommierten Beruf aufzugeben und völlig neu anzufangen. Statt Fernsehsendungen zu moderieren bin ich nun als Trainerin und Coach im eigenen Studio und in Unternehmen deutschlandweit unterwegs.

Vor einigen Jahren habe ich mich im Rahmen einer journalistischen Arbeit für mehrere Buchprojekte intensiv mit dem Thema Glück beschäftigt. Was ist Glück? Zu dieser Frage habe ich gemeinsam mit meiner Co-Autorin Simone Harre mit rund 100 Menschen Gespräche geführt. Fazit dieser Begegnungen war für mich: Glück liegt niemals im Außen. Glück liegt in uns. Und diejenigen Menschen, denen das bewusst ist und die ihr Leben von innen nach außen leben und nicht umgekehrt, die ihr Leben bewusst nach ihren Werten und Bedürfnissen ausrichten und gestalten, die auf ihr ureigenes Navigationssystem, das „Bauchgefühl" hören, leben ein Leben in Fülle, trotz aller Höhen und Tiefen, die ein normales Menschleben nun einmal ausmachen. Die allermeisten hatten spektakuläre Umbrüche in ihrem Leben durchgemacht, um dorthin zu kommen, wo sie jetzt sind. Ich glaube, Meditation ist die Abkürzung dahin.

Es gibt Wichtigeres im Leben als ständig dessen Geschwindigkeit zu erhöhen.

Mahatma Gandhi

Florian

„Ich will einfach einen BMW fahren", war die Antwort eines Schulfreundes auf die Frage, warum er eine Banklehre machen und danach BWL studieren wollte. „Du willst doch auch mal einen BMW fahren, oder nicht?". Ich überlegte und ohne es laut zu sagen, wusste ich: Nein. Mein Weltbild war gerade ins Wanken geraten. Obwohl wir in unserer Familie alles kaufen konnten, was wir wollten, und in 5-Sterne-Hotels Urlaub machten, befand sich meine Mutter in einer schweren Depression mit mehreren Klinikaufenthalten. In einer befreundeten Familie geschah gleichzeitig dasselbe.

Jahre nach der Depression meiner Mutter litt mein Vater unter Ängsten. Ich erinnere mich gut, als mein Vater im Wohnzimmer seines Hauses zu mir sagte: „Ich weiß jetzt, wo die Attacken herkommen. Ich habe ein Burnout." In den nächsten 6 Monaten ging er täglich in eine Tagesklinik.
In diesem Moment traf ich eine Entscheidung: Ich werde alles in der Welt tun, damit ich niemals in eine solche Lage komme, in der meine beiden Eltern waren, sei es Burnout oder Depression. Und nicht nur das: Ich werde alles in der Welt tun, um andere Menschen zu unterstützen, dass ihnen das niemals passiert.

Einige Jahre vorher hatte ich in einem Urlaub einen hinduistischen Mönch kennengelernt, er hieß Krishna Chandra mit Ordensnamen. Mich bewegten damals viele Fragen, und er war der erste Mensch, der mir diese Fragen beantworten konnte. Nicht nur das: Er tat das mit dem Lächeln eines glücklichen Kindes. Er hatte so gut wie keinerlei materiellen Besitz und war doch der glücklichste Mensch, den ich jemals kennengelernt hatte. „Was muss ein Mensch tun, um glücklich zu sein?", wollte ich wissen. „Meditieren!", sagte er, und lächelte. Das konnte Meditation bewirken?

Ein Jahr später war ich selbst ordinierter Mönch und Krishna Chandra war mein Bruder und gleichzeitig wichtigster Lehrer geworden. Die wahre Natur des Menschen ist bewusste Freude. Solange ein Mensch seine wahre Natur nicht kennt und fühlt, leidet er, lernte ich. Ich verstand das vom Kopf her sofort. Aber erst ein Jahr später nach einer täglichen Meditationspraxis, wusste ich aus eigener Erfahrung, was er meinte. Das, was ich immer gesucht habe und immer suchen werde, trage ich in mir und kann es nur dadurch finden, dass ich den Blick nach innen richte. Die Praxis der Meditation war mein wichtigster Lebensinhalt geworden.

Nach einigen Jahren täglicher Praxis saß ich an manchen Tagen zwei Stunden am Stück bewegungslos auf einem Kissen auf dem Boden und rezitierte mit geschlossenen Augen immer und immer wieder mein Mantra. Brachte immer und immer wieder den abschweifenden Geist zurück zum Objekt der Konzentration. Und immer mehr und mehr kamen die Gedanken tatsächlich zur Ruhe, sodass es mehr und mehr Momente der völligen Geistesruhe gab. Der untrainierte Geist gleicht einer nebligen, dichten Wolkendecke, konnte ich feststellen. Das Problem war nur, dass wir diese Wolkendecke, die unser Normalzustand ist, aus Unwissenheit für unseren natürlichen Zustand halten. In der Meditation erlebte ich nun, dass der natürliche Zustand des Geistes nicht die Wolkendecke, sondern der klare, heitere Himmel ist.

Was ich auch bald feststellen konnte, war: Die Praxis der Meditation macht mich nicht nur glücklich, sondern auch innerlich stark. Sie stärkt meine Gelassenheit, sie stärkt mein Selbstvertrauen, sie stärkt meine Resilienz und meine Willenskraft. Sie nährt mein Bedürfnis nach Freiheit und nach Selbstbestimmung, sie stärkt meine Souveränität in schwierigen Situationen.

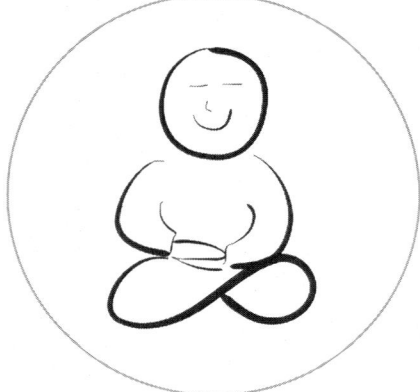

Das größte Rätsel dabei war: Warum musste ich diese Kompetenzen in einem hinduistischen Kloster lernen? Warum wusste außerhalb des Klosters scheinbar niemand davon? Warum lernten wir diese einfachen Dinge nicht in der Schule? Offenbar leben wir in unserer westlichen Welt in Bezug auf alle Dinge, die einen Menschen wirklich glücklich machen, wie hinter dem

Mond.

Erst als ich viele Jahre später begann, als Lehrer an einer Privatschule und dann als Yoga- und Meditationslehrer zu arbeiten, erfuhr ich voller Begeisterung von den Forschungsarbeiten von Richard Davidson, Jon Kabat-Zinn, Sarah Lazar und anderen, die als erste wissenschaftliche Forschungen zu dem Thema auf medizinischem und psychologischem Topstandart betrieben und denen es zu verdanken ist, dass all das, was ich selbst erleben durfte und was Tausende von Praktizierende seit Jahrtausenden wissen, nun wissenschaftlich belegt ist: Dass dieses mentale Training der Meditation tatsächlich das wirksamste Mittel zur Prävention von Ängsten, von Depression von Burnout sind, und dass sie das Potenzial haben, unser Niveau an Lebensfreude, Stabilität und Leistungsfähigkeit um ein Vielfaches anzuheben.

Trotzdem verfügt nur ein Bruchteil der Menschen hier über dieses Wissen, dass man durch mentales Training seine Gesundheit und seine Lebensfreude beeinflussen kann. Und noch weniger Menschen verfügen über die Kompetenzen, durch mentales Training selbst die Verantwortung für die eigene Gesundheit und Lebensfreude zu übernehmen und ihr eigenes Gehirn, das Nervensystem und das Herz-Kreislauf-System durch ein selbstbestimmtes Training glücklich und gesund zu machen.

Mit diesem Buch wollen wir möglichst vielen Menschen helfen, die eigene innere Kraft der Selbstwirksamkeit zu finden. Denn das ist nach unserer persönlichen Überzeugung die wichtigste Aufgabe der Menschheit für eine friedlichere Welt: Sich selbst in einen friedlichen Menschen zu verwandeln.

Einleitung

Warum dieses Buch?

Der Mensch möge sich durch seinen Geist nur erheben, aber sich nicht erniedrigen.
Der Geist ist entweder ein Freund oder ein Feind.
Für denjenigen, der seinen eigenen Geist bezwungen hat, ist der Geist ein Freund.
Für denjenigen, der seinen Geist nicht bezwungen hat, ist der eigene Geist ein Feind.

Baghavad Gita 6.6

Die Welt braucht Pioniere

Wie wir bereits gesehen haben: Jeder hat seinen eigenen Samurai, aber mit einem Samurai im Nacken lebt es sich auf Dauer nicht besonders gut. Wer immer unter seiner Knechtschaft lebt, wird irgendwann unglücklich, krank oder ausgebrannt sein. Was zunehmend verloren geht, ist der Funke im Leben, die Begeisterung, die Freude, die Verbindung zu sich selbst.

Unser Leben können wir in zwei Modi unterteilen: Das eine ist der Überlebensmodus. Hier schwingt der Samurai hemmungslos sein Schwert. In diesem Modus sind wir ständig beschäftigt, im „Tun" und „Machen", nach Außen gerichtet, stehen auf dem Gaspedal, verlieren Energie. Ein Leben im Überlebensmodus bedeutet Dauerstress. Wie ein gehetztes Tier jagen wir vom Frühstück zum Arbeitsplatz, weiter von Termin zu Termin, in ständiger Angst, den Tagesplan nicht zu schaffen. Nach Feierabend geht der Wahnsinn mit dem Versorgen der Kinder weiter.

Der zweite Modus ist der Lebensmodus. In diesem Modus schweigt der Samurai und wir sind im „Sein": entspannt, erfüllt, innerlich ruhig, in Verbindung mit uns und den anderen. In diesem Modus findet Regeneration statt, denn unsere Energien sind nicht mehr nach Außen gerichtet, sondern nach Innen und stehen uns für körperliche, geistige und seelische Regeneration voll zur Verfügung. So kann Heilung geschehen.

Pionierarbeit: das Verlassen der Komfortzone

Eine Balance zwischen dem Überlebensmodus und dem Lebensmodus ist bekanntlich gesund. Und dennoch ist diese Balance selten zu finden. Das Leben unter der ständigen Aufsicht des Samurais ist für die meisten Menschen zum Alltag geworden. Der Überlebensmodus ist uns vertraut, und zwar so sehr, dass er zu unserer vermeintlichen Komfortzone, dass er „normal" geworden ist. Was eine Komfortzone ist, lässt sich aus unserer Evolution erklären: Unsere Komfortzone ist unsere vermeintlich sichere Höhle. Stell dir vor, du lebst vor 100.000 Jahren und sitzt des Nachts mit deiner Sippe in einer sicheren Höhle. Das Feuer brennt, es ist warm, alle sind beisammen und Angreifer gibt es in dieser Höhle auch keine. Nehmen wir an, du entschließt dich nun aus einer Laune heraus, die Höhle zu verlassen und in die Nacht zu gehen (schließlich bist du ja ein Pionier und dich zieht es ins Unbekannte). In dem Moment, in dem du aus der Höhle heraustrittst, hast du die sichere Komfortzone verlassen. Es herrschen

Die reinste Form des
Wahnsinns ist es,
alles beim Alten zu lassen
und gleichzeitig zu hoffen,
dass sich etwas ändert.

Albert Einstein

Dunkelheit und unbekannte Geräusche und überall lauern Gefahren. Du kannst entweder zurückgehen in die warme helle Höhle (und genau das will wahrscheinlich auch dein Verstand, deswegen klopft dein Herz, deine Sinne sind geschärft und du bist bereit für Flucht oder Kampf) oder deine Neugierde siegt und du wagst ein paar Schritte raus in die Nacht. Da du das Herz eines Pioniers hast, wagst du also nun tatsächlich den Schritt ins Unbekannte. Du entdeckst Neuland, machst neue Erfahrungen, bestaunst den Vollmond und dir völlig unbekannte Tiere und kehrst schließlich innerlich reicher in die Höhle zurück. Mit dem Zauber einer stillen und klaren Nacht im Herzen kommt dir deine vermeintliche Komfortzone nun gar nicht mehr so attraktiv vor: In Wirklichkeit qualmt das Feuer ziemlich und der Rauch brennt in den Augen und in der Lunge. Deine Sippe schmatzt, schnarcht, stinkt oder streitet sich. Du lässt dich auf deinen Platz nieder und weißt: Da draußen gibt es mehr als das hier, und es ist wunderschön. Unbekannt und vielleicht gefährlich, aber wunderschön. Jetzt bist du ein Pionier.

Für die ersten Schritte raus aus der Komfortzone brauchen wir den Mut und die Entschlossenheit eines Pioniers. Denn auch Stress kann zu einer Komfortzone werden: Er kann sich irgendwann so vertraut anfühlen, dass wir uns über ihn definieren. Und wenn sich etwas sehr vertraut anfühlt, dann wird alles andere, was sich nicht so vertraut – oder unbekannt – anfühlt, zur Bedrohung. Aber alle Pioniere der Weltgeschichte haben ihre Komfortzone verlassen und sind, getrieben von Neugierde und der Sehnsucht nach Wahrheit, Abenteuer und dem Drang, das Unbekannte bekannt zu machen. So machten sich die Menschen auf und eroberten die tiefsten Meere, die höchsten Berge, markierten den Nordpol und durchquerten Wüsten. Und sie erhoben sich über die Begrenzungen des menschlichen Geistes: Mutter Theresa, Mahatma Gandhi, Martin Luther King, auch sie waren Pioniere, die die Komfortzone verlassen haben, sich von der Masse entfernten, sich von nichts und niemandem von ihrer Idee abbringen ließen und ihrem Herzen folgten, um diese Welt ein ganzes Stück friedlicher zu machen.

Die Entdeckung und Erschließung unseres inneren Neulandes ist zum Glück nicht so gefährlich wie das Verlassen der Höhle, das Erklimmen eines Berges, das Durchqueren einer Wüste oder das Herausstechen aus der Masse eines Martin Luther Kings. Dennoch ist es ungewohnt und liegt jenseits unseres Alltags, jenseits des uns wohl bekannten Überlebensmodus. Es braucht Entschlossenheit und Mut es zu erkunden, aber es lohnt sich.

Dieses Buch soll dein Navigationssystem sein auf deinem Weg zu mehr Ruhe und mentaler Kraft. Es soll dir helfen, deinen überaus wertvollen Schatz in dir zu finden. Es hält die uralten Techniken des Innehaltens, des Nach-innen-Schauens und des bewussten Verbindens mit der eigenen Kraft systematisch für dich bereit und wird dich Schritt für Schritt auf deinem Weg ins Neuland begleiten.

Auch wenn die Techniken Jahrtausende alt sind: Sie sind für jeden Einzelnen von uns wertvoller und wichtiger denn je. Wir glauben, dass genau diese Fähigkeit, in sich selbst Ruhe und Kraft zu finden, heute und in

Zukunft überlebenswichtig ist, wenn wir ein Leben in voller Leistung und in voller Lebensqualität führen wollen. Aus Überzeugung heraus, dass das für jeden von uns ganz einfach möglich ist, haben wir beide unsere sicheren Berufe verlassen, gemeinsam Unity-Training entwickelt und schließlich als Unternehmen gegründet.

Meditation ist unsere Herzensangelegenheit, unsere Leidenschaft, ist das, wofür wir brennen. Sie bringt dem modernen Menschen einen unschätzbaren Gewinn und tatsächlich die Lösung für viele typischen Probleme unserer Zeit, wie Stress und das Gefühl, entfremdet oder nicht mit der eigenen Kraft verbunden zu sein. Und je mehr wir in unseren Kursen, Seminaren und Trainings in ganz Deutschland und in unserem Studio in Köln erleben dürfen, wie bereits einfache Techniken der Meditation die Menschen verändert, glücklicher, gelassener und friedlicher macht, desto größer wird unser Feuer. Deswegen schreiben wir dieses Buch. Es basiert auf unserer eigenen jahrzehntelangen Praxis, auf dem gemeinsamen Weg mit vielen anderen Praktizierenden, auf vielen Gesprächen mit einigen der größten Meditationslehrern weltweit und auf unserer jahrelangen Erfahrung als Trainer und Coaches.

Was dieses Navigationssystem vor allem zeigen soll ist: Den eigenen Geist in einen entspannten und glücklichen Zustand zu führen, ist kein Hexenwerk und kein Privileg für wenige Auserwählte. Meditation zu lernen ist einfach. Es ist für jeden Menschen möglich und machbar. Niemand muss dafür ein Aussteiger werden, auf einer einsamen Insel leben oder jahrelang ins Kloster im Himalaya gehen. Niemand muss dafür sein weltliches Leben aufgeben. Meditation kann inmitten des vollsten Alltags stattfinden: Hier und jetzt. In diesem Leben und ab sofort.

Bist du bereit, es deinem Samurai zu zeigen? Bist du bereit für eine wunderbare, spannende und überaus lohnende Reise zu dir selbst? Bist du bereit, ein Pionier zu sein? Dann freuen wir uns, dass du dabei bist!

Anleitung zum Lesen

Das Buch besteht aus 3 Teilen:

In den **Kapitel 1,2 und 3** definieren wir das Ziel deiner Reise: was bedeutet überhaupt Meditation? Wir geben dir die 6 wichtigsten Tipps, wie du für dich Meditation zu einem Ritual machen kannst, das so anziehend wird, dass du es nicht mehr missen möchtest.

Vor allem stellen wir uns den Hindernissen, die auf deinem Weg zu einem regelmäßigen Meditationstraining sehr wahrscheinlich auftauchen können. Sie können zu gewaltigen Gegnern werden und uns Pioniere zum Stillstand oder gar zum Rückzug zwingen. Deswegen möchten wir dir Wege zeigen, wie du diese 3 größten Hindernisse umgehen kannst.

Kapitel 4 und 5: Im Herzstück des Buches wird es praktisch: Hier findest du dein 8-Wochen-Trainingsprogramm mit allen Meditationen. Anhand der Unity-Methode kannst du Schritt für Schritt systematisch tiefer in die Meditation finden. Diese Methode ist wie eine Landkarte zum Schatz in dir: mehr Ruhe, mehr Kraft und mehr Lebensqualität. Außerdem erfährst du, wie dir Meditation auch schon in kleinen Einheiten von einer Minute in deinem Alltag gewaltig helfen kann, gelassener, klarer und kraftvoller zu sein.

Alle Meditationen und Trainings (Woche 1 bis Woche 8) sind in unserem Shop verfügbar: www.unity-training.de/shop

In **Kapitel 6** geht es um deinen Sixpack, d.h. um die Effekte des Trainings. Wir schauen uns an, warum und wie ein regelmäßiges Meditationstraining nachgewiesenermaßen zum Sixpack im Kopf führt. Du wirst hier die Menschen treffen, die bewiesen haben, dass Meditation sehr viele positive Effekte auf dein Leben haben kann: Forscher und Wissenschaftler. Wir geben einen Überblick über die wichtigsten und spannendsten Forschungen auf dem Gebiet. Hier vorab schon mal ein Überblick:

1. **Meditation führt zu mehr Gelassenheit**
2. **Meditation stärkt deine Konzentration**
3. **Meditation stärkt deine Beziehungen**
4. **Meditation macht dich glücklich**
5. **Meditation stärkt deine Gesundheit**
6. **Meditation lässt dich länger leben**

Kapitel 7 zeigt auf, dass Meditation keinesfalls ein egoistischer Akt ist, sondern dass du diese Welt durch deine eigene Praxis ein bisschen besser machen kannst. Hier findest du auch zwei weitere Meditationen.

Am Ende eines jeden Kapitels findest du ein Fazit, was dir die wichtigsten Aussagen des Kapitels noch einmal zusammenfasst. Hier kommt gleich das erste: Meditationen für mehr Dankbarkeit und Mitgefühl.

Fazit Einleitung

- In unserer modernen Welt voller Herausforderungen, Ablenkungen und Unterbrechungen ist der Rückzug in die eigene Stille wertvoller denn je.

- Der kleine Mönch zeigt uns, wie wir dorthin kommen: durch das Verweilen im gegenwärtigen Augenblick. Das Hier und Jetzt ist das Tor, das uns jenseits unseres analytischen Verstandes führt, vom Denken ins Sein.

- Diese Stille, dieser Ort der Ruhe und der Kraft liegt in dir und nirgendwo sonst.

- Du als Pionier kannst dich auf den Weg machen, um diesen Ort zu finden und zu erschließen.

Meditation ist ein Akt der
Selbstfürsorge und Selbstliebe.
Und davon können wir alle
ein bisschen mehr gebrauchen.

Nicole Roewers

Kapitel 1

Was wir unter Meditation verstehen

Meditation ist: Selbstbestimmt den Modus wechseln. Vom Tun ins Sein kommen. Aufhören zu denken, anfangen zu fühlen. Mit dem Herzen leben.

Geistesschulung: durch bewussten Fokus den Samurai erziehen

Meditation ist ein uraltes, über unzählige Generationen bewährtes Geistestraining. Ganz genau: Es ist ein Training. Es ist keinesfalls das Abdriften in einen tranceähnlichen Zustand, kein Weg-Sein. Es ist vielmehr ein intensives, vollständiges Da-Sein in vielleicht nie gekannter Klarheit und Präsenz. Und es ist mitunter ein hartes Training, denn wir haben es mit einem starken Gegner zu tun: Wir trainieren unseren Geist, wir zähmen den Samurai. Wir erziehen ihn. Er soll uns gehorchen, nicht umgekehrt. Warum? Weil ein unerzogener und unruhiger Geist uns ganz schön zu schaffen, ja sogar völlig fertigmachen kann. Er kann uns in den Wahnsinn treiben, in dem er unablässig und zwanghaft seine Kommentare in unsere Seele einspielt, unsere Welt dunkel macht und eng, in dem er uns ständig durch seine Katastrophenmeldungen und Selbstzweifel Energie raubt und das Herz und das

Leben schwermacht – und das völlig unnötig. Und nur, weil er nicht gut erzogen ist. Deshalb ist es so wichtig, unseren Samurai zu erziehen. Und für die Erziehung des Samurais brauchen wir eine einfache und effektive Methode. Genau das ist Meditation.

Fokus

Samurais lieben Aufmerksamkeit. Sie ist die Nahrung, die sie lebendig hält und die sie wachsen lässt. Durch Aufmerksamkeit werden sie groß und stark. Meditation ist die Technik, durch einen bewusst gesetzten mentalen Fokus dem Samurai die Aufmerksamkeit zu entziehen. Wir sprechen dabei nicht von Ablenkung, wie Fernsehen oder ähnliches. Es ist der bewusste und selbstbestimmte Wechsel deines Fokus vom Samurai weg – und das ohne einen Impuls von außen (wie beim Fernsehen). Mit diesem Fokuswechsel entziehst du ihm Aufmerksamkeit und Energie und das schwächt ihn und stärkt dich als Chef deines Geistes. Genau wie in der Geschichte des kleinen Mönchs. Der kleine Mönch steigt nicht auf das Gezeter und Geschrei des Samurais ein, sondern er entzieht ihm die Aufmerksamkeit und lenkt sie voll und ganz auf ein anderes Objekt: auf seinen Atem. Dadurch wird er Herr über den Samurai.

Bewusst, selbstbestimmt und jederzeit den Fokus setzen zu können weg von dem, was uns Energie kostet, was uns nervt und uns unangenehme Gefühle verschafft, hin zu dem, was uns Energie gibt, was uns beruhigt, was uns vielleicht sogar erfüllt, verbindet und Sinn erfahren lässt, um diese Kompetenz geht es in diesem Buch.

Anders als in der Geschichte ist dein Samurai wahrscheinlich nicht ganz so demütig. Er wird sich nicht von Anfang an gleich vollständig unterordnen. Es ist also keine einmalige Sache, den Samurai zu erziehen, sondern es ist ein ständiges Training.
Während der Meditation wirst du vor allem am Anfang immer wieder den Fokus verlieren und der Samurai wird dir auf der Nase herumtanzen. Das ist vollkommen normal und geht allen Menschen so. (Es sei denn, du bist bereits erleuchtet, dann herzlichen Glückwunsch!) Doch du wirst ihn immer wieder zur Ruhe bringen und ihm mehr und mehr zeigen, wer der Chef im Hause ist. Die Kunst der Meditation ist es, dich immer wieder von neuem zu fokussieren, dem Samurai sanft und liebevoll, aber bestimmt deine Aufmerksamkeit zu entziehen. Wenn er erst einmal still geworden ist, ist der Weg frei, deinen Fokus voll und ganz auf deine Kraft zu richten. Und dann wird sie wachsen.
Denn wo deine Aufmerksamkeit ist, ist auch deine Energie. Und wo deine Energie ist, da wächst deine Kraft.

Das Blümchen in die Sonne stellen

Auf der Dachterrasse unseres Yoga-Studios stehen zwei Blumentöpfe. Einer steht mitten auf der Terrasse, einer steht ein paar Meter weiter hinten.

Friede beginnt damit,
dass sich jeder von uns
jeden Tag um seinen Körper
und seinen Geist kümmert.

Thich Nhat Hanh

Beide Blumentöpfe hatten gleich viel Erde. Wir hatten für jeden Blumentopf vier kleine Topfpflanzen gekauft und beide Töpfe sahen nach der Pflanzung identisch aus. Nach vier Wochen sahen die Blumen völlig unterschiedlich aus. Im ersten Topf blühten große weiße Blumen. Von Tag zu Tag wurden die Blüten größer und schöner. Der andere Blumentopf hat zwar immer noch ein paar blühende Blumen, aber sie sind wesentlich kleiner, geringer in Anzahl und auch nicht so schön und nicht so duftend wie bei dem anderen. Die Sache ist sehr einfach: Der zweite Blumentopf bekam, wie wir feststellen konnten, kaum Sonne. Der erste Blumentopf stand an jedem Sonnentag für viele Stunden mitten in der Sonne.

Etwas ganz Ähnliches passiert in der Meditation. In dem Moment, wo du beginnst, Meditation als eine regelmäßige Praxis zu üben, stellst du dein Pflänzchen in die Sonne. Vielleicht wirst du, ebenso wie bei den Blumen, nach ein paar Tagen Praxis noch keinen Unterschied bemerken. Aber nach ein paar Wochen, nach wenigen Monaten und ganz besonders nach Jahren merkst du, wie sich dein Grundlebensgefühl vollständig geändert hat. Du merkst immer mehr, dass du ein Wesen bist, was dazu bestimmt ist, sich selbst ständig innerlich weiterzuentwickeln. Es ist wie ein stetiges Aufwachen hin zu mehr und mehr Reflexion und Selbstbeobachtung. Du spürst nach einiger Zeit, wie du ohne äußeren Grund innerlich aufblühst, glücklicher wirst, mental stärker, zufriedener und gesünder; wie du dich energetischer fühlst, gelassener und ausgeglichener bist - besonders in schwierigen unruhigen Zeiten.

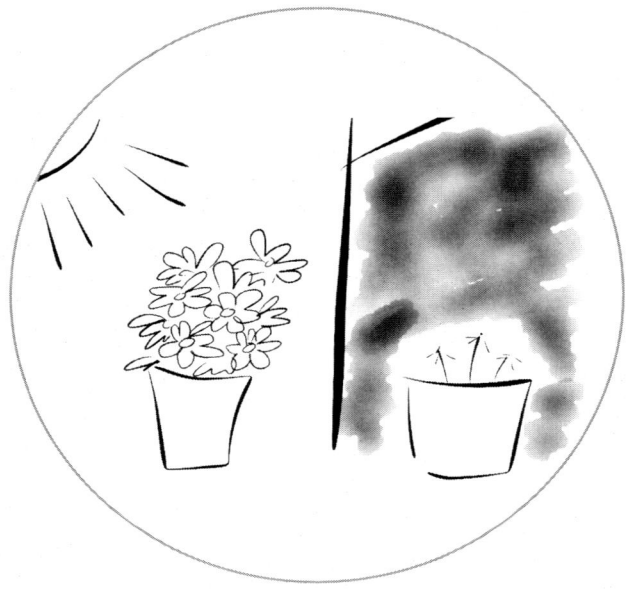

Meditation ist das Sonnenlicht für unsere Seele. Sie ist die Wärme und das Licht, das unseren Samurai zum Schweigen bringt, das unsere Anspannungen, unserer Unruhe und das Unglück zum Schmelzen bringen kann. Mit ihrer Hilfe dringen wir tief ein in unser wahres Selbst. Meditation bedeutet, so sehr in die innere Mitte zu kommen, so sehr in die ursprüngliche, reine Kraft, ins eigene Glück, dass das, was im Außen ist, irrelevant wird. Der kleine Mönch macht es vor.

Fazit Kapitel 1

- **Durch bewusst gesetzten Fokus besiegst du deinen Samurai.**

- **Dadurch stärkst du dein wahres Wesen: Freude, Kraft und Klarheit.**

Kapitel 2

6 Tipps zur Meditation

Von jeglicher Ursache, die den ruhelosen und unsteten Geist wandern lässt, werde dieser abgezogen und nur der alleinigen Kontrolle des Selbst unterstellt.

Bhagavad Gita 6.26

1. Wo meditieren?

Grundsätzlich: Du kannst überall meditieren. Wirklich überall (außer vielleicht beim Autofahren). Wenn du das Prinzip der Meditation verstanden hast, wird nach und nach das gesamte Leben eine Meditation. Aber zu Beginn geht es darum, einen festen Platz für eine tägliche Meditation zu finden. Am besten meditierst du immer an genau diesem Ort.
Suche dir für den Anfang einen festen Platz in deiner Wohnung, an dem du vollkommen ungestört bist. Mache dir diesen Ort zu einem schönen Ort, an dem du dich gerne aufhältst. Telefon und Türklingel sind, wenn du an diesem Ort bist, zweitrangig. Familienmitglieder sollten wissen, dass sie dich nicht stören dürfen, wenn du an diesem Ort bist. Denke daran: Du meditierst, damit du mehr Ruhe und mehr Kraft und mehr Lebensfreude spürst. Alle Familienmitglieder werden das merken und daran teilhaben.

Es ist also nicht egoistisch, wenn du dich einmal täglich für kurze Zeit zurückziehst. Du tust damit allen etwas Gutes!

2. Wie meditieren? Der Sitz der Meditation

Übung

Probier den Meditationssitz doch gleich aus:

Meditation auf dem Stuhl

Setz dich an die vordere Kante, auf das vordere Drittel des Stuhls, so dass dein Rücken nicht angelehnt ist. Stell deine Füße parallel auf dem Boden auf und öffne sie hüftbreit. Richte die Wirbelsäule komplett auf. Entspann deine Schultern und dein Gesicht. Beginne jetzt tief zu atmen und deinen Sitz innerlich wahrzunehmen. Immer wenn du merkst, dass du in dich zusammensinkst, richte den Rücken wieder auf und mach die Wirbelsäule ganz lang. Wenn du Schmerzen im Rücken spürst oder den aufrechten Sitz nicht mehr halten kannst, dann lehne dich einfach an.

Kapitel 2

Meditation auf dem Kissen

Setz dich in einem Schneidersitz mit gekreuzten Beinen auf das vordere Drittel eines Meditationskissens, so dass dein Gesäß fast vom Kissen rutscht. Lass deine Knie zu beiden Seiten fallen. Du kannst ein Knie oder beide Knie gerne mit einem Kissen oder einer gefalteten Decke unterstützen. Falls dir dieser Sitz unangenehm in den Knien oder im unteren Rücken ist, dann kannst du dich auch in den so genannten Fersensitz setzen. Hier sind die Füße rechts und links neben dem Kissen am Boden. Du kannst dich in diesem Sitz auch auf zwei Meditationskissen oder auf ein Meditationsbänkchen aus Holz setzen. Richte die Wirbelsäule komplett auf. Entspann deine Schultern und dein Gesicht. Beginne jetzt tief zu atmen und deinen Sitz innerlich wahrzunehmen. Immer wenn du merkst, dass du in dich zusammensinkst, richte den Rücken wieder auf und mach die Wirbelsäule ganz lang.

Da wir es von Natur aus nicht gewohnt sind, längere Zeit in einer Sitzposition regungslos und bewegungslos zu verweilen, kann es sein, dass der Körper am Anfang rebelliert. Vor allem der Rücken wird sich melden, erst recht, wenn du aufrecht sitzt. Auch die Schultern können leicht schmerzen. Diese Schmerzen sind aber keine bedrohlichen Schmerzen, die zu Verletzungen führen. Sie treten deshalb auf, weil die Muskeln des Rückens wahrscheinlich noch untrainiert sind. Mit geradem Rücken in der Meditationshaltung zu sitzen ist somit nebenbei ein echtes Rückentraining. In Ländern, wo die Menschen nicht auf Stühlen, sondern auf dem Boden sitzen, gibt es tatsächlich so gut wie keine Rückenbeschwerden. Der Rücken wird durch das Sitzen ohne Anlehnung ganz von selbst kräftig und stark. Daher empfehlen wir, durch die Rückenschmerzen hindurchzugehen und solange wie möglich auch mit leichten Schmerzen den Rücken aufrecht zu halten. Wenn du zwischendurch im Rücken zusammensinkst, ist das völlig ok. Nimm es einfach wahr und kehre dann wieder in eine aufrechte Haltung zurück.

Auch ohne Rückenschmerzen ist es möglich, dass du, einfach nur weil es so ungewohnt ist, mit dem Rücken einsinkst. Das ist absolut kein Problem. Nimm es aber wahr und kehre, sobald du wieder geistesgegenwärtig bist und es bemerkt hast, in die aufrechte Haltung zurück. Nach und nach wird der Rücken so gut gekräftigt sein, dass dir das aufrechte Sitzen keine Probleme mehr bereitet.
Sehr hilfreich zur Kräftigung der Rückenmuskeln ist regelmäßiges Yoga. Die komplette Disziplin der körperlichen Yoga-Stellungen (Asanas) ist ursprünglich nur zu dem Zweck entstanden, den Körper für den Sitz der Meditationspraxis flexibel und kräftig zu machen. In den Yoga-Sutras, dem ältesten Meditations-Lehrbuch aus dem 2. Jahrhundert n. Chr. bedeutet Asana nichts weiter als Sitz – der Sitz für die Meditation.

> **Die Handhaltung in der Meditation**
>
> Leg deine Hände locker und bequem auf deine beiden Oberschenkel oder Knie. Die Handrücken können dabei nach oben oder nach unten weisen. Wenn du magst, können jeweils die Daumen die Zeigefinger berühren. Dies symbolisiert die innere Geste der Konzentration und der Fokussierung.

3. Wann meditieren?

Die wahre Meditation geschieht in jedem Moment.
Florian Heinzmann

Im Grunde ist es egal, wann du meditierst. Die Hauptsache ist, dass du es regelmäßig, also täglich tust. Die beste Zeit ist der frühe Morgen, wenn die Kinder noch schlafen, noch kein Telefon klingelt und die Welt noch ruhig ist. Am besten meditierst du, bevor du irgendetwas anderes getan hast, wie etwa Kaffee trinken, frühstücken, E-Mails checken oder die Nachrichten lesen. Eknath Easwaran, einer der größten Meditationslehrer des 20. Jahrhunderts, gab zur Überwindung des eigenen inneren Schweinehunds die Empfehlung: No meditation – no breakfast. Gönne dir erst dann dein

Frühstück, nachdem du deine wichtigste Arbeit für deine Gesundheit und deine Lebensfreude verrichtet hast. Dann kannst du dein Frühstück doppelt genießen. Am besten meditierst du direkt nach dem Zähneputzen und einer frischen Dusche. So fühlst du dich für deine innere Reinigung auch äußerlich sauber. Denn die Meditation ist deine heilige Zeit des Tages – die Zeit nur für dich, deine Gesundheit und deine Lebensfreude.

Die Meditation darf einen besonderen Stellenwert in deinem Leben einnehmen, also schiebe sie am besten nicht in irgendeine Pause ab.

Sie wird vielleicht irgendwann das Wichtigste in deinem Leben sein. Diesen Platz gibst du ihr, wenn du gleich am Morgen meditierst.

Natürlich ist das nicht für alle Menschen gleich einfach. Es gibt Menschen, die besser am Abend meditieren können, und es gibt Menschen, die morgens einfach immer ein wenig in Zeitdruck sind und nicht früher aufstehen können und wollen. Kein Problem. Wenn das bei dir der Fall ist, dann meditiere am Abend oder in deiner Mittagspause.

Hilfreich ist es allerdings, jeden Tag zur selben Zeit zu meditieren. Wenn du am Morgen schon weißt, wann du meditieren wirst, dann wirst du diese Zeit nicht vergessen, sondern sie freihalten. So schaffst du dir jeden Tag eine Insel der Entspannung und Ruhe in deinem Tagesablauf. Du machst eine Gewohnheit daraus.

Die wahre Meditation geschieht jederzeit!

Kapitel 2

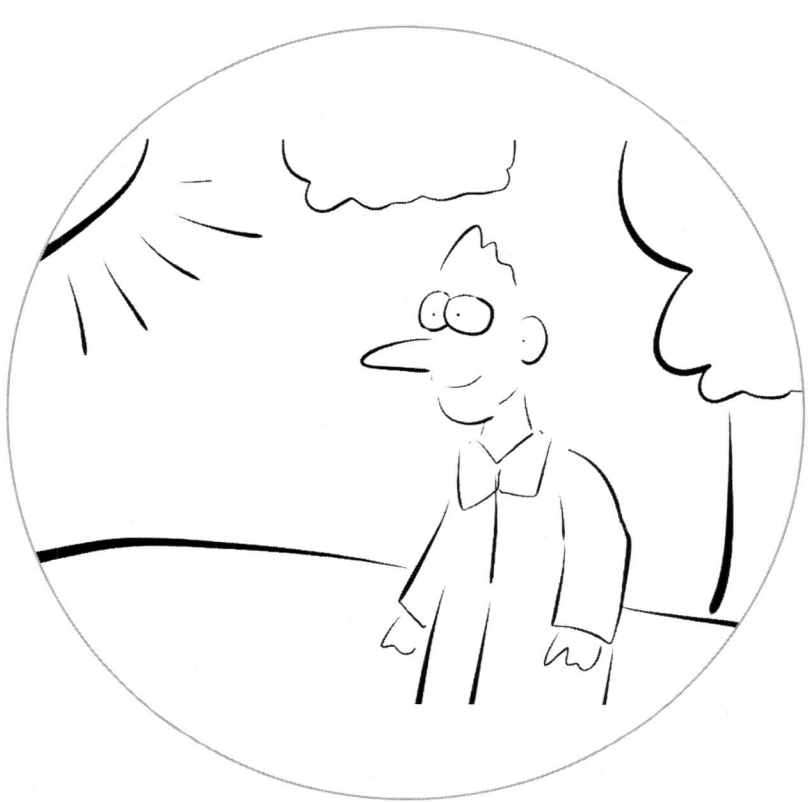

4. Wie lange meditieren?

Einen Atemzug, 10 Minuten oder eine Stunde?

Ich (Florian) kann mich an ein Ereignis als Mönch in einem großen Kloster in Indien erinnern. Ich hatte mir vorgenommen, 108 Runden auf der Mala (Meditationskette) zu meditieren, wobei eine Runde aus 108 Mantras besteht. Das bedeutet Meditation mit einem Mantra den ganzen Tag von morgens bis abends. Abwechselnd im Sitzen und im Gehen. Am Abend war ich verwundert, dass mich die ganztägige Meditation nicht wirklich erfüllt und gestärkt hatte. Doch dann wurde mir klar, dass ich den ganzen Tag lang unkonzentriert gewesen war. Ich hatte nicht eine einzige Minute wirklich meditiert. Ich war nicht einen Moment lang wirklich aufmerksam. Dabei sprach ich zusammen mit den anderen Mönchen doch jeden Tag die Klosterregeln der Meditation, und die wichtigste Regel war die Aufmerksamkeit in der Meditation.
Das ist die Gefahr, wenn wir uns eine lange Meditation vornehmen. Bei kürzeren Sitzungen fällt uns die Konzentration leichter. Deswegen empfehlen wir mittlerweile immer, mit kurzen Sequenzen von zehn Minuten zu beginnen und hier über einen längeren Zeitraum von vielleicht einem Jahr regelmäßig die Konzentration zu üben.
Konzentration erfordert absolute Präsenz, vollständige Wachheit, totale Geistesgegenwart im Hier und Jetzt.
Swami Sivananda, der Begründer des modernen Hatha-Yoga, gibt hierzu einen wunderbaren Rat:

„Meditiere mit einer solchen Aufmerksamkeit, mit einer solchen Achtsamkeit, dass die Vögel in den Bäumen aufhören zu singen, um dir zuzuschauen. Meditiere mit einer solchen Hingabe und Begeisterung, dass sich die Blätter in den Bäumen in deine Richtung bewegen, um dir nahe zu sein."

5. Den Blick nach innen richten

Meditation bedeutet, die Aufmerksamkeit von außen nach innen zu richten. Den Blick nach innen zu richten ist beim ersten Mal eine echte Herausforderung. Aber es ist ein entscheidender und zentraler Schritt der Meditation. Dabei geht dieser Schritt, was die Methode betrifft, sehr einfach: Wir schließen einfach die Augen und nehmen bewusst wahr, was jetzt in uns, d.h. in unserem Körper und Bewusstsein lebendig und fühlbar ist. Und wenn wir das tun, werden wir bald merken: Wir tragen eine ganz eigene Welt in uns, eine Welt der Empfindungen, Emotionen und Gedanken. Eine Welt, die es zu entdecken und zu erkunden gilt. Eine Welt, die von uns entdeckt und erkundet werden will. Wir können sogar sagen: Die Welt in uns ist nicht weniger spannend und interessant als die Welt außerhalb von uns. Sie ist eine Welt für sich, die vielleicht weniger räumliche Weite und Vielfalt verkörpert, dafür aber Tiefe. Für uns als Subjekt, als Betrachter, ist diese Tiefe der Innenwelt der unendlichen Weite und Vielfalt der Außenwelt ebenbürtig. Die Vielfalt unserer Innenwelt liegt weniger in der Quantität der visuellen Wahrnehmung als vielmehr in der Qualität der sensitiven

Wahrnehmung. Es geht in der Wahrnehmung der Innenwelt um die Verfeinerung, die Sensibilisierung des Fühlens und Spürens.

Unser Geist ist normalerweise voll von Eindrücken aus der Außenwelt – angefüllt mit Eindrücken aller Sinnesorgane: Visuelle, akustische, sensorische und andere Reize wirken ständig auf unser Bewusstsein ein und werden im Unbewussten gespeichert. Dazu kommen die energetischen und emotionalen Ladungen dieser Sinnesreize. Andere Eindrücke, die von außen kommen, sind gedanklicher Art, zum Beispiel dann, wenn du ein Buch liest oder ein einen Vortrag hörst. Auch hier schwingt immer eine energetische und emotionale Ladung mit, die das Bewusstsein aufnimmt und speichert. Praktisch in jedem Moment kommen Erinnerungen dieser gespeicherten Eindrücke an die Oberfläche des Geistes. Und je mehr Reizen ich ausgesetzt bin, je mehr reizüberflutet das Bewusstsein ist, umso unruhiger ist der Geist. In den Yoga-Sutras werden diese Erinnerungen an der Oberfläche bildgerecht als Wellen des Geistes bezeichnet. Tatsächlich kann man das Bewusstsein des Menschen gut mit einem See vergleichen. Wenn die Wellen des Sees sehr unruhig sind und der See dazu noch trüb ist, kann ich den Grund des Sees von außen nicht sehen. Meditation bedeutet, erstens die Trübungen des Wassers zu reinigen, sodass das Wasser des Sees klar und durchsichtig ist. Zweitens bedeutet Meditation, die unruhigen Wellen des Sees nach und nach zu beruhigen. In den Yoga-Sutras ist dies tatsächlich die Definition der Meditation: Yoga (d.h. Meditation) wird hier definiert als das Zur-Ruhe-Kommen der (Gedanken-)Wellen im Geist.

Übung

Probier's doch gleich mal aus:

Schließ die Augen, richte die Wirbelsäule auf und bring deine Aufmerksamkeit ganz nach innen. Nimm einfach nur wahr, was jetzt deine Wirklichkeit ist. Deine Wirklichkeit ist nur noch dein Körper und dein Atem. Nimm einfach wahr, wie du einatmest und wie der Atem durch die Nase in den Körper fließt. Nimm beim Ausatmen wahr, wie der Atem wieder aus der Nase herausfließt. Nimm beim Einatmen wahr, wie sich dein Brustkorb und dein Bauch heben. Nimm beim Ausatmen wahr, wie sich Brustkorb und Bauch wieder senken. Das ist alles.

Blicke in dein Inneres.

Da drinnen ist eine Quelle des Guten,

die niemals aufhört zu sprudeln,

solange du nicht aufhörst zu graben.

Marc Aurel

6. Entspannte Konzentration

Meditation ohne Konzentration ist unmöglich. Um in den Zustand der Meditation zu gelangen, müssen wir konzentriert sein, und zwar vollständig konzentriert. Und diese Konzentration muss geübt werden. Und sie kann geübt und gelernt werden. Allerdings sollte diese Konzentration nicht hart und verkrampft sein, sondern entspannt.
Die Konzentration, die wir brauchen, ist völlig sanft, völlig locker, völlig mühelos.
Entspannte Konzentration in der Meditation bedeutet, die Aufmerksamkeit auf nur einer Sache, auf einem Objekt, über längere Zeit hinweg zu halten und, wenn du merkst, dass die Aufmerksamkeit nachlässt, sie sanft zum Objekt zurückzuführen. Es ist im Grunde ganz egal, was das Objekt der Konzentration ist. Es gibt aber sinnvollere und sinnlosere Konzentrationsobjekte. Eine Büroklammer oder ein Kugelschreiber sind sinnlose Konzentrationsobjekte. Sinnvolle Konzentrationsobjekte sind Gegenstände, Worte oder Bilder, die dich entweder in die Weite führen, die dich in dein Inneres führen oder die dich an deine ganzheitliche, höhere Wesensnatur erinnern. Ein wunderbares Konzentrationsobjekt ist die eigene Atmung. Eine wichtige buddhistische Meditationstechnik ist es, den Atem am Naseneingang oder durch das Heben und Senken der Bauchdecke zu spüren. Dies kann über längere Zeit hinweg geübt werden.
Bald schon wirst du merken, dass die Konzentration abnimmt und dich Gedanken ablenken und vom Objekt der Konzentration wegreißen. Das

wird immer wieder passieren und immer wieder besteht jetzt die einzige Aufgabe darin, die Konzentration zum Objekt zurückzuführen.

Das ist an sich schon eine große Herausforderung. Die noch größere Herausforderung ist es aber, sich des Zustands der Konzentration bewusst zu bleiben. Mit anderen Worten: Es kann sein, dass du glaubst, du seist konzentriert, bist aber in Wirklichkeit konstant unkonzentriert und abgelenkt. Es kann sein, dass du 20 Minuten meditierst und dabei nicht eine einzige Sekunde wirklich konzentriert bist.

Übung

Probiere es doch gleich mal aus:

Konzentriere dich für einen tiefen Atemzug auf nichts anderes als auf deinen Atem.
Ist es dir gelungen?
Dann übe es nun für 2 Atemzüge.
Und dann für 3 Atemzüge.
Dann für 4 usw.
Dann irgendwann für sechs und irgendwann für 12 Atemzüge.

Entspannte Konzentration ist eine echte Quelle des Glücks. Wenn wir wirklich aufmerksam und konzentriert bei dem verweilen, was wir tun und dabei nicht abgelenkt sind, dann sind wir automatisch in einem Glückszustand. Wenn wir es schaffen, über längere Zeit entspannt konzentriert zu sein, kommen wir wahrscheinlich von selbst in einen Zustand, den der Psychologe Csikszentmihalyi als „Flow" bezeichnet. Wir können also entspannt konzentriert arbeiten, entspannt konzentriert spazieren gehen, entspannt konzentriert Sport machen und entspannt konzentriert mit anderen Menschen sprechen. Egal, was wir tun, wenn wir dabei entspannt konzentriert sind, wird das Ergebnis wesentlich besser sein, als wenn wir abgelenkt und unkonzentriert sind. Multitasking ist das Gegenteil von Konzentration. Und es ist eine der größten Fallen unserer Zeit. Dieser Lebensstil nützt uns in keiner Hinsicht, sondern macht uns im Gegenteil unglücklich und krank. In der Meditation üben wir die Konzentration an sich, ohne dabei ein bestimmtes Ergebnis im Blick zu haben. Wie wir später sehen werden, ist die Meditation eine Konzentrationsübung, die uns in jedem Lebensbereich von Nutzen sein wird, weil wir durch die Meditationsschulung unsere grundsätzliche Fähigkeit zur Konzentration deutlich steigern können. In einer 2017 in der Zeitschrift „Psychologie heute" veröffentlichten Studie konnte gezeigt werden, dass Menschen, die meditieren, mental leistungsfähiger sind als Nicht-Meditierende, weil sie besser im Stande sind, störende und ablenkende Elemente auszublenden.[2]

Auch im körperlichen Yoga ist der entscheidende Faktor, der die Yoga-Praxis ausmacht, nicht die körperliche Übung an sich, sondern die Konzentration in der körperlichen Übung. Patabhi Jois, einer der Väter des modernen Yoga, sagte einmal: „Yoga ist Konzentration bis an die Grenze des Möglichen." Ein Yogi konzentriert sich während einer Yoga-Asana entspannt auf den Atem und den Körper. Insofern ist Yoga eine Form der Meditation in Bewegung. In einer ruhenden Meditation im Sitzen machen wir dasselbe. Die Konzentration ist der wichtigste Teil von allem, was in irgendeiner Form mit Meditation zu tun hat. Entspannte Konzentration ist der Schlüssel für die Meditation. Und nicht nur für die Meditation. Entspannte Konzentration ist ein wesentlicher Schlüssel für ein glückliches, gesundes und erfolgreiches Leben.

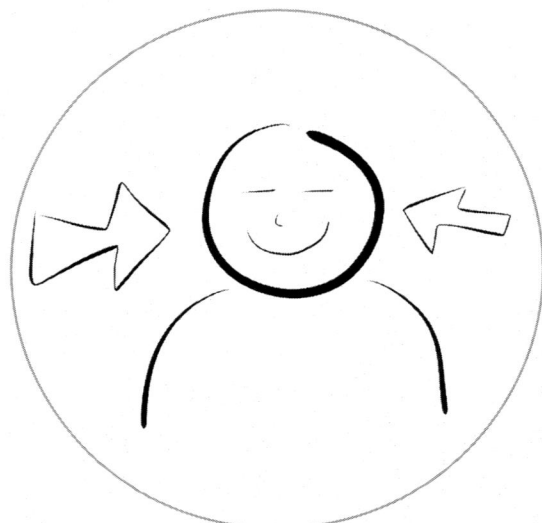

Wir bleiben in der Meditation allerdings nicht bei der Konzentration stehen. Wir gehen letztendlich über die Konzentration hinaus. Und erst dann, wenn wir über die Konzentration hinausgehen, beginnt die eigentliche Meditation.

Viele Meditationslehrer wie etwa Maharishi Mahesh Yogi oder Sri Sri Ravi Shankar sagen immer wieder: „Meditation ist nicht Konzentration". Maharishi war es sehr wichtig, immer wieder zu betonen, dass Meditation gerade nicht Konzentration sei! Was sie meinen, ist: Meditation ist viel mehr als „nur" Konzentration. Sind wir einmal konzentriert, müssen wir den Zustand der Konzentration praktisch wieder komplett loslassen und ganz entspannt einfach nur noch präsent sein.

Ein Trick hierfür ist das innere Lächeln. Wenn du konzentriert bist und dabei auch noch lächelst, bist du über die Konzentration hinausgegangen. Dann beginnst du, zu meditieren.

Dann wird es magisch.

Fazit Kapitel 2

- Mache Meditation zum heiligen Ritual deines Tages.

- Mache dies an einem schönen Ort, in einem bequemen aufrechten Sitz, 10 Minuten täglich.

- Richte deinen Fokus von außen nach innen.

- Nicht zu viel, nicht zu wenig anstrengen: Übe die entspannte Konzentration.

Kapitel 3

Die 3 größten Hindernisse in der Meditation und wie du sie überwindest

Eine Pille wäre einfacher. Einmal täglich einwerfen, und gut ist. Sich dagegen einmal täglich diszipliniert hinzusetzen und für eine gewisse Zeit in die Stille zu gehen kann dagegen eine echte Herausforderung sein. Vielleicht kennst du das auch: Du möchtest mit Meditation beginnen, du möchtest einmal „reinschnuppern" in diese Erfahrung, du hast viel davon gehört, aber irgendwie klappt es einfach nicht. Oder du hast schon meditiert und kommst immer wieder raus, findest nicht den richtigen Dreh und nicht die Motivation, dich regelmäßig hinzusetzen. Das sind die Gegner, die Gegenspieler, denen wir auf unserem Weg als Pionier begegnen.

Deswegen haben wir die 3 Hindernisse zusammengefasst, die wir immer wieder hören (und ja: auch von uns selber kennen), wenn es darum geht, ernsthaft Meditation zu praktizieren:

> Hindernis Nr. 1: **Ich habe keine Zeit!**
> Hindernis Nr. 2: **Ich kann das nicht!**
> Hindernis Nr. 3: **Es ist mir zu esoterisch!**

Diese Hindernisse können selber zu Samurais werden und dich tatsächlich nachhaltig davon abhalten, die Brücke zu einem Leben in mehr Gelassenheit und Kraft zu bauen. Viele Menschen fangen gar nicht erst an, weil diese skeptischen Stimmen so kraftvoll sind. Warum das so ist? Vielleicht weil ein aufgeklärter Mensch sich mit unsichtbaren Prozessen im Geist schwertut? Weil wir Angst vor Esoterik haben. Oder vielleicht auch nur deshalb, weil wir nicht glauben können, dass es so einfach ist. Dass die Komplexität unserer Welt, unseres Lebens und unseres eigenen Geistes so einfach gedimmt werden kann.

Vielleicht liegt es auch daran, dass es sich am Anfang einfach total fremd anfühlt. Wir verlassen das vermeintlich sichere Terrain unseres ständig tickenden Verstandes, machen die Schotten dicht, schließen die Augen, richten den Blick nach innen und tauchen ein in die Stille. Das macht am Anfang vielen Menschen Angst. Es ist einfach total ungewohnt, diesen Perspektivwechsel einzunehmen. Plötzlich sehe ich, was da alles los ist in meinem Inneren. Alles, was vorher so wunderbar gedeckelt war, liegt mir nun glasklar vor Augen. Gedanken, die wie verrückt an mir vorbeirasen. Ängste. Negative Glaubenssätze oder falsche Identifikationen. Es ist möglich, das alles positiv zu beeinflussen, doch dafür ist es gut zu wissen, wie du die 3 größten Hindernisse in Zukunft umgehen kannst:

Hindernis Nr.1: Ich habe keine Zeit!

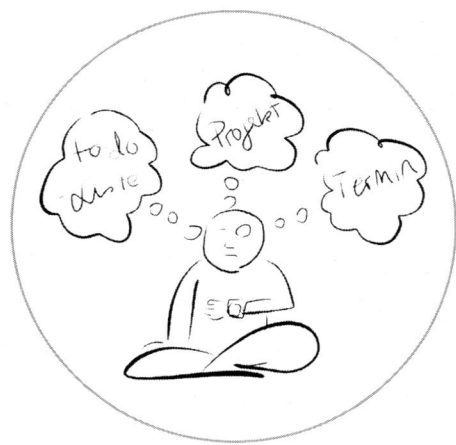

Definitiv das größte Hindernis und gleichzeitig einer der größten Irrtümer über Meditation. Sätze wie: „Ich würde ja gerne mit Meditation anfangen, aber ich habe keine Zeit." „Ich weiß ja, es tut mir gut, aber wann soll ich das machen?". Und wenn man dann doch mal ein paar Minütchen gefunden hat und sich hinsetzen könnte, geht das Geplapper im Kopf los: „Hast du jetzt WIRKLICH gerade Zeit?" „Musst du nicht noch die Küche aufräumen?" „Wolltest du nicht noch die wichtige Mail rausschicken?" Der Verstand sucht sich immer neue Ausreden. Die beste ist: „Ich habe keine Zeit zu meditieren, ich bin viel zu beschäftigt!" Nicht unbedingt die stichhaltigste Ausrede, wie du gleich erfahren wirst.

Viele der neuesten Meditationsstudien beruhen auf einem Kurzzeit-Training der Probanden. Während früher oft tibetische Mönche untersucht wurden, die 50.000 und mehr Stunden meditiert hatten, greift man heute auf Probanden zurück, die lediglich einen acht-wöchigen MBSR-Kurs gemacht haben. (Mindfulness Based Stress Reduction, ein von dem amerikanischen Molekularbiologen Jon Kabat-Zinn entwickeltes Achtsamkeitstraining, das mit den Methoden der Meditation arbeitet.)

Wie viel Zeit brauchst du also wirklich?

Unsere Erfahrung für den Anfang: zehn Minuten pro Tag.

Du hast richtig gelesen. Wir reden hier nicht von einer Stunde Meditation täglich. Auch nicht von 40 Minuten. Auch nicht von 20 Minuten (obwohl das von vielen Traditionen als ideal angesehen wird, und das ist auch eine gute Zeitspanne). Nein, wir reden hier für den Anfang von zehn Minuten. Versteh uns nicht falsch: Eine halbe Stunde ist auch wunderbar. Einsteiger sollten unserer Erfahrung nach aber mit deutlich weniger anfangen, es sei denn, die 30 Minuten vergehen mühelos. Und noch viel wunderbarer können Erfahrungen wie auf einem Vipassana-Retreat (ein 10-tägiges buddhistisches Schweigeretreat) mit täglich 10 Stunden Meditationspraxis sein. Aber für den Einstieg reichen: 10 Minuten.

Ich weiß, wir alle sind viel beschäftigt. Wir haben volle Terminkalender, und wenn der Job rum ist, ist der Haushalt und der Sport dran oder die Freunde oder Kinder warten. Und wenn die weg oder im Bett sind, fällt für viele noch mal mindestens ein Stündchen Job an. Das ist ein typischer

Ablauf meines (Nicole) Alltags. Und glaub mir: Gerade wenn du so einen Alltag hast, dann wird deine Meditation gewaltig helfen, um in deiner Kraft zu bleiben. Oder wieder reinzukommen. Oder um es mit einem uralten Sprichwort zu sagen: „Wenn du keine Zeit für 20 Minuten Meditation hast, dann bedeutet das, dass du 2 Stunden meditieren solltest!"
Und jetzt mal bitte Hand aufs Herz. Zehn Minuten täglich. Wie umsetzbar klingt das für Dich? Kannst du das einrichten?
Zehn Minuten lassen sich problemlos irgendwo anders einsparen. Zum Beispiel bei der Arbeit. Wie oft hängst du noch eine Viertelstunde, eine halbe Stunde hinten dran, weil du vielleicht in wichtigen Teilen des Tages ineffektiv warst? Die Wahrheit ist: Meditation kostet keine Zeit, sie schenkt dir sogar welche.

Du wirst schnell feststellen, dass du durch Meditation viel effektiver arbeiten kannst. Ich würde sogar so weit gehen zu sagen: Wenn du täglich zehn (bis 20) Minuten meditierst, sparst du locker 40 Minuten Arbeitszeit am Tag, denn du wirst sehr viel effektiver. Ein Return-on- Investment, das sich lohnt, oder?

Nochmal unser Tipp:
No meditation, no breakfast.

Und das gilt nach wie vor für mein (Florians) heutiges Leben. Ich meditiere jeden Morgen direkt nach dem Aufstehen, denn meine Gesundheit und mein Glück ist für mich die wichtigste Sache der Welt.
Lass es so selbstverständlich werden wie das Zähneputzen.

Russell Simmons findet in seinem Buch Success Through Stillness einen wunderbaren Vergleich: Stelle dir vor, du putzt dir eine Woche nicht die Zähne! Das kommt sicher nicht in Frage. Aber deinem Geist geht es ähnlich wie deinen Zähnen, wenn sie nicht geputzt werden: Er ist schutzlos den ganzen Stoffen und Reizen ausgesetzt, die ungefiltert reinkommen, die an ihm nagen, ihn angreifen, sich wie ein dicker Pelz über ihn legen, ihn lahm und krank machen.

Meditation ist die Zahnbürste für den Geist. Sie putzt alle Ablagerungen weg (auch in den Zwischenräumen), macht blank, stärkt für den nächsten Einsatz. Der Schritt ist ganz einfach: Von der Dentalhygiene zur Mentalhygiene. Einfach nach dem Zähneputzen für 10 Minuten hinsetzen und in die Stille gehen.

Du denkst, du kannst das nicht? Schon sind wir bei Hindernis Nr. 2:

Hindernis Nr. 2: Ich kann das nicht!

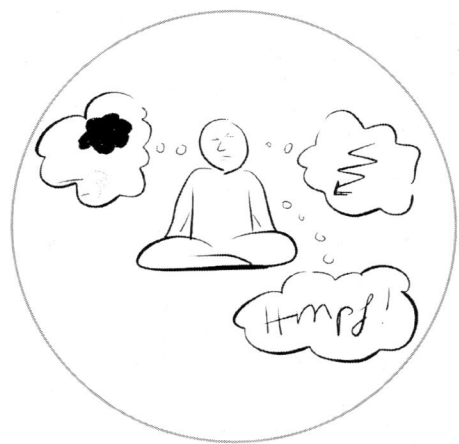

„Ich hab das mal gemacht, vor ein paar Jahren, da war ich in einem Kurs, ich hab es einfach nicht geschafft, abzuschalten, das war furchtbar, das war gar nichts für mich!" „Ich hab ja versucht, mich zu Hause hinzusetzen und zur Ruhe zu kommen, aber es klappt einfach nicht!"
Ja, auch das kennen wir.
Keine Angst, das ist genau das, was eintritt, wenn du die ersten Male meditierst. Du kommst wahrscheinlich NICHT zur Ruhe. Oft ist das Gegenteil der Fall. Wir bekommen zum ersten Mal wirklich mit, was in unserem Kopf alles so abgeht. Und da ist ne ganze Menge los. Viel Lärm - um nichts.

Gedanken über Gedanken, und wieder Gedanken, angeblich laut Studien etwa 60.000 Gedanken am Tag. Und immer dieselben. Wir denken jeden Tag zu 90 Prozent das, was wir schon mal gedacht haben. Wir sind die zweibeinigen Wiederkäuer der Evolution. Stell dir jetzt mal vor, wie schön es ist, einen Moment dieses meist nutzlose Geplapper im Kopf zur Ruhe kommen zu lassen!

Es ist vollkommen normal, dass es am Anfang etwas mühsam ist. „Nicht klappen" gibt es nicht in der Meditation. Denn es gibt kein anderes Ziel, als sich hinzusetzen und es einfach zu tun. Das heißt: keine Erleuchtung! Wir müssen dich enttäuschen. Dein Ziel ist es, es einfach zu tun, nicht mehr und nicht weniger. Just do it. Der Rest wird folgen.

Also, kannst du das? Dich hinsetzen und es einfach tun? Denn dann kannst du auch meditieren. So einfach ist das. Das Geheimnis hinter der Meditation ist das: Jeder kann es. Denn es geht in der Meditation im ersten Schritt überhaupt nicht darum, keine Gedanken mehr zu haben. Es geht in erster Linie darum, anders mit deinen Gedanken umzugehen, dir deiner Gedanken bewusst zu werden, dich nicht mehr so von belastenden Gedanken herunterziehen zu lassen und die Abstände zwischen den Gedanken nach und nach größer werden zu lassen. Und das fühlt sich mit ein bisschen Übung tatsächlich so an, als hätte man (fast) keine Gedanken mehr. Aber sie werden da sein, vor allem am Anfang. Das ist ganz normal. Unser Gehirn ist eine Problemlösemaschine, die dich auch in der Mediation nicht im Stich lassen wird. Sie wird Probleme erfinden, selbst wenn da gerade keine sind. Das nächste Meeting morgen, die hässliche Auseinandersetzung mit der Kollegin gestern. Diese Probleme sind alle nicht wirklich da in dem Moment (denn du sitzt ja auf deinem Kissen und bist nicht im Konferenzraum!). Das Gehirn spielt sie trotzdem ein. Aber du kannst sie mit der Technik der Meditation herunterfahren. Du dimmst dein ewig plapperndes und fürchterlich nervendes Radio im Kopf herunter und tauchst aus dem Lärm der Welt ein in die wohltuende Stille in Dir. Wie gefällt dir die Vorstellung?

Habe Vertrauen in deinen Weg. Es ist ein Weg, ein Training. Ebenso wie du deine Muskeln trainieren kannst, kannst du deinen Geist trainieren. Und denke doch mal dran, wie lange du für einen Bauch- Sixpack brauchst! Meditation ist eine Lebensaufgabe. Und doch wirst du so schnell die wohltuenden Effekte spüren, dass du nicht mehr aufhören willst.

Ich (Florian) erinnere mich an Zeiten in meiner Jugend, in denen mein Geist so verwirrt, so unruhig und so zerstreut war, dass ich mir niemals hätte vorstellen können, für 20 oder 30 Minuten still auf einem Platz in einer Haltung zu sitzen. Aber ich hatte das große Glück, in meiner Zeit als Mönch die Meditation von einigen grandiosen Lehrern lernen zu dürfen, die alle ohne Ausnahme das bestätigen können: Das Einzige, was du für die Meditation benötigst, ist der feste und entschlossene Wunsch nach geistiger Freiheit und eine unerschütterliche regelmäßige Praxis. Durch diese regelmäßige Praxis aber ist alles möglich. Für uns ebenso wie für dich.

Hindernis Nr. 3: Es ist mir zu esoterisch!

Eine Aussage, die wir immer wieder hören. Tatsächlich scheint die Angst vor Esoterik immer noch viele Menschen davon abzuhalten, die wohltuenden und heilsamen Wirkungen der Meditation zu erfahren und sie zu nutzen, um gelassener, zufriedener und gesünder durchs Leben zu kommen. Der Gedanke, Meditation sei esoterisch, ist gleichzeitig verständlich und abwegig. Verständlich, weil Meditation „esoterisch" oder religiös praktiziert werden kann, ebenso wie man esoterisch leben, Auto fahren oder Essen zubereiten kann. Man kann es verkomplizieren, ausschmücken, mit viel Klimbim umgeben. Oder man kann es einfach machen. Es müssen weder Räucherstäbchen noch Altare her. Das können durchaus hilfreiche rituelle Handlungen sein, aber für die Meditation an sich sind sie nicht nötig. Für uns bedeutet Meditation, sich mitten im Alltag für ein paar Minuten zu besinnen, innezuhalten, in seine Mitte und in seine Kraft zu kommen, um erfrischt und gelassener weiterzumachen. Meditation bedeutet, gesünder durch einen Alltag voller wunderbarerer Herausforderungen zu kommen. Und Meditation bedeutet, sich durch ein Training von mentalen Leiden zu befreien.
Wie oben beschrieben ist Meditation längst in der Mitte der Gesellschaft angekommen und Millionen Menschen auf der ganzen Welt, mit allen Hautfarben, aus allen Schichten und Lebenssituationen meditieren und profitieren davon. Ohne Esoterik. Entscheidend ist deine eigene Definition von Meditation. Mach sie einfach zur coolsten und modernsten Sache der

Welt. Du bist der Pionier, du bestimmst den Weg.

Der wichtigste Grund, warum Meditation nicht esoterisch ist, ist allerdings die wissenschaftliche Studienlage. Es gibt mittlerweile über 4000 wissenschaftliche Studien zu diesem Thema, die regelmäßig in Fachzeitschriften veröffentlicht werden und auf Konferenzen diskutiert werden. Hierzu findest du einen Überblick, einiges an Material und Vorträge auf der Website www.meditation-wissenschaft.org.

Wir haben zur wissenschaftlichen Studienlage und zum Forschungsstand gegen Ende dieses Buches ein eigenes Kapitel verfasst. In Kapitel 6 findest die Sixpack-Formel: Die 6 wichtigsten wissenschaftlich belegten Wirkungen der Meditation.

Die Überwindung der Hindernisse und die Entscheidung zum Glück

Diese Hindernisse zur Praxis der Meditation zu überwinden ist im Grunde ganz einfach: Entscheide dich für dich, für dein Leben, für dein Glück. Entscheide dich für eine Investition in deine Gesundheit und deine Lebensfreude.

Wir laden dich ein, dir eine ganz grundlegende Frage zu stellen, die für dein weiteres Wachstum essenziell ist: Will ich ein zufriedener und glücklicher Mensch sein? Will ich glücklich sein? Was bin ich bereit, für meine eigene Zufriedenheit und mein Glück zu investieren?

Es gab eine Zeit, in der ich (Florian) dachte: Erfolg, Wohlstand und Freundschaften, machen mein Glück aus, Misserfolg, Armut und Einsamkeit mein Unglücklichsein. Ich habe gewartet auf den Retter, auf den großen Erfolg, auf das Wunder. Nichts davon ist jemals gekommen. Es gibt keine größere Revolution im Leben als die Erkenntnis: Mein Glücklichsein beginnt in dem Moment, in dem ich mich zum Glücklichsein entscheide. Und zwar jeden Tag aufs Neue! Jeden Moment aufs Neue.
Falls du immer glaubst, deine eigene Zufriedenheit hinge von deinen äußeren Umständen ab, dann lade ich dich zu folgender Übung ein: Entscheide dich dazu. Triff hier und jetzt die freie Entscheidung, deine eigene Zufriedenheit, dein Wohlbefinden und dein Glück zu deinem höchsten Gut zu machen.
Entscheide dich dazu, ein zufriedener und glücklicher Mensch zu sein.
Das zentrale Anliegen der Meditation ist das eigene Glücklichsein. Und du wirst im Folgenden noch sehen: In jeder Meditation treffen wir aufs Neue diese Entscheidung, indem wir immer wieder die eigene innere Quelle der Freude aufsuchen, aufspüren und berühren.

Übung

Setz dich auf einen Stuhl und schließe die Augen. Nimm dir ein paar Minuten Zeit, um deine eigene Zufriedenheit, das Glück deines Lebens zu reflektieren. Spüre nach innen und achte auf die Empfindungen in deinem Körper. Sprich jetzt zu dir selbst innerlich die folgenden Worte:

1. Ich entscheide mich dazu, Zufriedenheit und Freude in mein Leben einzulassen.

2. Ich entscheide mich dazu, ein zufriedener und glücklicher Mensch zu sein.

3. Ich entscheide mich, meine eigene Zufriedenheit, mein eigenes Glück zum wichtigsten Prinzip meines Lebens zu machen.

Hast du die Entscheidung getroffen? Wie fühlst du dich mit dieser Entscheidung? Wie fühlt sich dein Körper von innen an? Spüre in deinen Körper, wir er jetzt reagiert. Sagt er: „Idiot, hör auf damit!"? Dann sei nicht besorgt. Ließ dieses Buch einfach weiter. Dein Durchbruch wird kommen. Garantiert. Sagt dein Körper: „Jaaaa! Das ist es! Mach weiter!"? Hervorragend. Dann praktiziere Meditation jeden Tag und sei gespannt, was mit dir passiert.

Fazit Kapitel 3

- Dein Samurai wird immer Gründe finden, nicht meditieren zu wollen: keine Zeit, keine Lust, nicht die richtige Technik.

- Auch hier kannst du ihm zeigen, wer der Herr im Haus ist – und es einfach tun.

- Entscheide dich mit aller Kraft – für dein Glück.

Kapitel 4

So trainierest du deinen Sixpack

Meditation ist der Schlüssel zur Wandlung. Gebet, Therapie und Studium der Schriften genügen nicht, um eine dauerhafte Veränderung zu bewirken.
Dalai Lama

Vielleicht hat der Buddha es nicht als erster erkannt. Aber er hat als erstes so klar formuliert: Ein geübter Geist ist ein glücklicher Geist.
Durch deinen Sixpack im Kopf machst du aus deinem Gehirn ein glückliches Gehirn.

Los geht's

Wie können wir Meditation in unserem vollen Alltag so für uns nutzen, dass sie wirklich das Beste für uns gibt? In unseren Stressmanagement-Trainings, Seminaren, Kursen und Einzelcoachings haben wir festgestellt, dass eine systematische, schnell erlernbare und beliebig ausweitbare Methode am besten funktioniert.

In diesem Buch haben wir die für uns und unsere Teilnehmer wirkungsvollsten Methoden zusammengestellt und in einer 4-Schritte-Methode systematisiert. Wir erfinden das Rad nicht neu, Meditation ist eine uralte Methode. Wir geben die Erfahrungen weiter, die wir bisher auf unserem eigenen Weg machen durften. Wir nennen diese Methode das Sixpack-Training.

Die 4 Schritte des Sixpack-Trainings:

Schritt 1. Ruhen im Körper
Schritt 2. Ruhen im Atem
Schritt 3. Ruhen im Geist
Schritt 4. Ruhen in der Kraft

Diese vier Schritte bilden das Gerüst deiner Meditationspraxis in den kommenden 8 Wochen.

Der Mensch als Überraschungsei: In 4 Schritten zum Schatz

Das Hindernis auf dem Weg zum Wesenskern ist, dass dieser Kern verborgen liegt. Das wussten schon die alten Inder. Nach der Yoga-Philosophie der Upanischaden besteht der Mensch aus verschiedenen Hüllen, die unseren Wesenskern bedecken und umhüllen. Sie betten diesen Kern in sich ein und beschützen ihn, verbergen ihn aber auch. Wie bei einem Überraschungsei. Von diesem sieht man erst einmal nur die rot-weiße Hülle mit Aufschrift, doch darunter befindet sich eine Schicht aus brauner Schokolade, darunter eine aus weißer Schokolade, drinnen liegt die gelbe Plastikhülle und in dieser wartet die Überraschung, der Schatz, der ausgepackt und zur Sammlung gestellt werden will. Doch bevor wir den Schatz endlich erreichen, müssen wir erst durch die anderen Schichten hindurch.

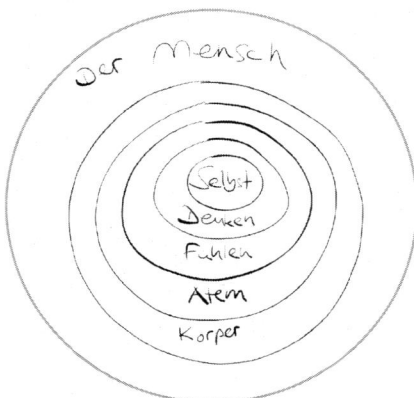

Vereinfacht dargestellt steht die äußere Hülle des Überraschungsei für unseren Körper. Die dunkle Schokolade darunter ist der Atem und die Lebenskraft. Die weiße Schokolade ist die Gefühlshülle mit Trieben, Emotionen, Wille, Lust und Unlust. Das Plastik-Ei entspricht der Hülle der Erkenntnis. Dort sitzt das Denken, die Vernunft, die Logik.
Und nun kommen wir zum Kern, zum Schatz, zum Schlumpf: Das Zentrum, das Selbst des Menschen ist die Freude. Sie ist der Bereich aller positiven Emotionen, die uns heilen, befreien und unserem Leben Sinn vermitteln. Jedes Gefühl der Freude und der Liebe tut uns gut, heilt unsere Ängste, stärkt unser Wesen. Hier fühlen wir uns ganz zuhause und im Frieden. Doch wie kommen wir dorthin?

Die 4-Schritte-Methode ist ein Kompass, der uns Pioniere sicher durch unsere innere Landschaft der Hüllen führt. Nach dem Hüllen-Prinzip macht es Sinn, diese Schritte systematisch aufeinander aufbauen zu lassen. Du solltest also nicht gleich mit Schritt 4 beginnen. Bei dieser Methode geht es zunächst darum, Schritt für Schritt in jeder der einzelnen Hüllen Anspannung und Unruhe loszulassen. In einem unruhigen Körper kann der Atem nicht zur Ruhe kommen und mit unruhigem Körper und Atem kann auch der Geist keine Ruhe finden. Erst wenn der Körper, der Atem, Gefühle und Gedanken ruhig sind, scheint die Sonne auf unser Pflänzchen und es kann wachsen und gedeihen. Dann sind wir bereit für den vierten, den eigentlichen Schritt, in dem es darum geht, die Energie bewusst zu dem zu lenken, was uns nährt: Der innere Frieden, die innere Kraft und die unendliche Lebensfreude: das Selbst.

Der Geist ist die Ursache der Bindung und die Ursache der Befreiung. Der Geist, der an den Sinnesobjekten haftet, ist die Ursache der Bindung.

Der Geist, der von den Sinnesobjekten losgelöst ist, ist die Ursache der Befreiung.

Amritabindhu Upanishad 2

Dein Trainingsplan:
So trainierst du deinen Sixpack im Kopf in 8 Wochen

Jeder einzelne Schritt dieser Methode bringt Ruhe in eine der Hüllen. Nach regelmäßigem Training solltest du in der Lage sein, in nur wenigen Atemzügen Körper, Atem und Geist zu beruhigen und zu entspannen, um dann voll in deine Kraft zu kommen. Das ist gar nicht so leicht, wie es klingt. Denn sowohl der Körper als auch der Atem und erst recht der Geist stehen im Alltag eher unter Anspannung, als dass sie entspannt sind. Außerdem sind sie miteinander in Wechselwirkung verbunden und beeinflussen sich gegenseitig. Es macht also Sinn, sich für die Beruhigung jeder einzelnen Hülle Zeit zu nehmen und solange zu üben, bis die Ruhe wirklich spürbar ist.

Deswegen umfasst jeder Schritt zum Sixpack im Kopf jeweils zwei Wochen Training. In der jeweils ersten Woche des Schrittes trainierst du das reine Wahrnehmen und Beobachten und nimmst so tiefen Kontakt mit der jeweiligen Hülle auf, in Woche 1 beispielsweise mit dem Körper. Erst nach dem Training der Wahrnehmung kommt dann in der zweiten Woche das bewusste zur Ruhe bringen der jeweiligen Hülle über eine Affirmation. So kannst du dir wirklich viel Zeit lassen und Schritt für Schritt tiefer eintauchen.

Übersichtsplan des Sixpack-Trainings

4- Schritte Trainingsplan für deinen Sixpack im Kopf

Schritt 1: Ruhen im Körper
    Woche 1: Beobachtung des Körpers
    Woche 2: Meditation „Ruhen im Körper"

Schritt 2: Ruhen im Atem
    Woche 3: Beobachtung des Atems
    Woche 4: Meditation „Ruhen im Atem"

Schritt 3: Ruhen im Geist
    Woche 5: Beobachtung des Geistes
    Woche 6: Meditation „Ruhen im Geist"

Schritt 4: Kraftwort Meditation
    Woche 7: Die Herzatmung
    Woche 8: Kraftwort Meditation

Und jetzt geht es los. Beginne dein Training gleich mit Schritt 1.

Schritt 1: Ruhen im Körper

**Gut zu wissen:
Durch tiefe körperliche Entspannung den Samurai besänftigen**

Wie geht es jetzt gerade deinem linken kleinen Zeh? Wir meinen es ernst! Ist er warm oder kalt? Entspannt oder verkrampft? Genau das wird in diesem Kapitel wichtig.
Wie wir bereits wissen, sind wir in unserem normalen Alltag oft im Überlebensmodus. Und unser Körper mit uns. In einem vollen Arbeitsalltag und einem vollen Familienprogramm nach der Arbeit ist der Körper im Regelfall unter Anspannung und unruhig. Die Muskeln in Rücken, Nacken, Schultern etc. werden übermäßig angespannt und mit Blutzucker und Fetten versorgt. Das ist ein reiner Überlebensmechanismus, denn nur mit gut versorgten Muskeln sind wir in der Lage, dem Tiger auf der Steppe entweder zu entkommen oder ihn mit einer Keule zu erschlagen. Stresshormone wie Adrenalin und Kortisol werden ständig in die Blutbahn gepumpt, was sich oft durch ein überaktiviertes, überspanntes Nervensystem, eine Unruhe im ganzen Körper zeigt, was sich so anfühlt, als stünde der ganze Körper unter Strom. Selbst wenn wir abends erschöpft ins Bett gehen, steht der Körper noch unter Strom. Viele Menschen können daher nicht einschlafen oder wachen nachts auf, ohne echte Ruhe zu finden. Und auch morgens, beim Start in den Tag, kann der Körper schon erste Anzeichen der Unruhe zeigen. Der Samurai ist in jeder Körperzelle aktiv.

Wie bringen wir den Körper also zur Ruhe? Indem wir ihn einfach nur achtsam von innen wahrnehmen, ohne zu werten und ohne zu urteilen. Dadurch wird der Körper von ganz alleine ruhig und kann tief entspannen. Normalerweise ist es kaum ein Mensch gewohnt, bewusst und achtsam Kontakt mit seinem Körper aufzunehmen. Wir haben es nicht gelernt, den Körper wirklich zu fühlen, es sei denn, es ist irgendwo ein Schmerz spürbar. Im ersten Schritt nehmen wir zunächst einmal von innen her Kontakt mit unserem Körper auf und nehmen ihn bewusst wahr. Es ist nicht nur möglich, von innen her Kontakt mit dem Körper aufzubauen und ihn zu fühlen. Es gehört tatsächlich zu den wichtigsten Kompetenzen in einem modernen Stressmanagement. Der Körper braucht die Aufmerksamkeit des Bewusstseins, um gesund zu sein, so wie ein kleines Kind die Aufmerksamkeit der Eltern braucht. Aber nicht nur das: Viele Menschen haben – auch durch Vergleiche mit anderen Menschen oder Werbe-Ikonen – ein negatives Verhältnis zu ihrem Körper aufgebaut.

Durch das bewusste innere Fühlen des Körpers entsteht ganz natürlicherweise ein gesundes Körpergefühl. Wir lernen unseren eigenen Körper von innen her zu genießen. Den eigenen Körper zu spüren macht Freude. Es schüttet Glückshormone aus, stärkt nachweislich unser Immunsystem und sogar unsere Beziehungsfähigkeit und Empathie mit anderen Menschen. Wer sich selbst fühlen und annehmen kann, kann sich auch besser in andere Menschen einfühlen. Wir lernen uns durch die Schulung der Körperwahrnehmung selbst besser kennen und lernen, unseren eigenen Körper und damit uns selbst zu lieben. Dadurch werden wir selbst nicht selbstzentrierter oder egoistischer, sondern im Gegenteil sozialer und liebesfähiger. Eine wunderbare Übung für diese Kompetenz ist der Bodyscan.

Im Bodyscan erschließen und erforschen wir als Pioniere unseren Körper von innen. Neugierig und mit wachem Geist entdecken wir Körperteil für Körperteil unseren Körper neu. Der Bodyscan ist eine Achtsamkeitsübung, in der wir innerlich durch den ganzen Körper reisen. Wir legen den Fokus also ganz nach innen, lenken die Wahrnehmung und spüren jedes einzelne Körperteil. Indem wir unsere volle Aufmerksamkeit zum Beispiel auf den kleinen linken Zeh richten, sind wir völlig im Hier und Jetzt. Und wir denken nicht: „Oh, mein kleiner linker Zeh fühlt sich heute aber komisch an". Oder: „Ich müsste mal wieder zur Pediküre." Wir nehmen nur wahr, was ist, ohne zu urteilen und ohne zu bewerten.

Wir richten nur die Aufmerksamkeit dorthin und nehmen wahr, was ist. Das ist alles. Vielleicht kannst du während der Übung spüren, dass das Körperteil, auf das du gerade deine Aufmerksamkeit richtest, warm wird. Oder es beginnt zu kribbeln. Dann weißt du, dass dein Fokus tatsächlich auch etwas bewirken kann. Vielleicht ist es aber auch so, dass du gar nichts fühlen kannst. Auch das ist in Ordnung. Es geht nicht darum, irgendetwas zu erreichen. Es geht lediglich darum, die Aufmerksamkeit zum Körper zu bringen. Und wenn deine Gedanken auf Wanderschaft gehen und du plötzlich merkst, dass du unkonzentriert bist, kehrst du einfach liebevoll und sanft zu dem Körperteil zurück, das gerade dran ist.
Es ist völlig normal, dass Gedanken kommen. Mach kein Problem daraus, sondern kehre mit deinem Fokus zurück zum Körper. Es geht darum, über

eine gewisse Zeit ganz im Hier und Jetzt und nicht im Samurai-Modus, also im Stressmodus, zu sein. Und das hat eine enorm entspannende Wirkung. Den Bodyscan kannst du übrigens gut abends oder nach Feierabend üben, denn es kann sein, dass du so tief entspannst, dass du danach einfach nur noch im Lebensmodus sein möchtest.

**Woche 1:
Beobachtung des Körpers**

Training

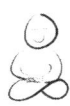

Schritt 1: Ruhen im Körper
    Woche 1: Beobachtung des Körpers
    Woche 2: Meditation „Ruhen im Körper"
Schritt 2: Ruhen im Atem
    Woche 3: Beobachtung des Atems
    Woche 4: Meditation „Ruhen im Atem"
Schritt 3: Ruhen im Geist
    Woche 5: Beobachtung des Geistes
    Woche 6: Meditation „Ruhen im Geist"
Schritt 4: Kraftwort Meditation
    Woche 7: Die Herzatmung
    Woche 8: Kraftwort Meditation

Training

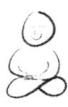

Woche 1 – Beobachtung des Körpers

Diese Übung kann im Liegen oder Sitzen ausgeführt werden. Erfahrungsgemäß ist bei den ersten Malen, wenn du im Sitzen übst, die Gefahr einzuschlafen nicht so groß. Im Liegen hingegen schlafen viele Menschen beim Bodyscan ein. Aber mit wachsender Übung wird der Körper auch im Liegen wach bleiben, sich entspannen und auch die Körperwahrnehmung wird sicherer. Wir sagen hier zunächst die Variante im Sitzen an:

Suche dir einen Ort, an dem du ungestört bist. Setze dich auf einen Stuhl oder einen Sessel und mach es dir hier gemütlich. Lehne dich bequem an. Du kannst dich mit einer dünnen Decke zudecken, um den Körper warm zu halten. Komm in eine entspannte Haltung. Öffne die Beine hüftbreit und stell beide Füße fest auf den Boden auf. Senke den Kopf leicht in Richtung Brustbein ab. Schließe die Augen. Entspanne den ganzen Körper. Richte deinen Körper so ein, dass du dich während der ganzen Übung, wenn möglich, nicht mehr bewegen musst. Vertiefe die Atmung. Atme etwa 4 Sekunden lang ein und 4 Sekunden lang aus. Bring die Aufmerksamkeit nach innen und nimm deinen ganzen Körper auf einmal wahr.
Richte jetzt die Wahrnehmung auf einzelne Körperteile nacheinander.

(Lass dir für die Wahrnehmung jedes Körperteils etwa 4 Sekunden Zeit.)
Beginne mit den Füßen. Bringe die Wahrnehmung zu den Fußsohlen, zu den Zehen, zu beiden Füßen, zu den Sprunggelenken, den Waden, den Knien, den Oberschenkeln, zum Gesäß, zum Becken, zu den Geschlechtsorganen, zum Bauch, zur Brust, zum Brustkorb, zu den inneren Organen, Magen und Darm, Leber und Nieren, Herz, Lungen, Bring die Wahrnehmung zum Rücken, zur Wirbelsäule, zu den Schulterblättern, zu den Schultern.
Bring die Wahrnehmung zu den Oberarmen, den Ellenbogen, den Unterarmen, den Handgelenken, den Fingern, zu beiden Armen. Bring dann deine Aufmerksamkeit zum Hals, zum Kopf, zum Unterkiefer, zum Oberkiefer, zu den Zähnen, zur Zunge, zur Unterlippe, zur Oberlippe, zur Nase, zu den Wangen, zu den Ohren, zu den Augen, zu den Augenbrauen, zu den Schläfen, zur Stirn, zum Hinterkopf, zum Scheitel, zum ganzen Kopf.
Bring deine Wahrnehmung jetzt zum ganzen Körper.

1 Minute Stille

Bereite dich jetzt langsam darauf vor, den Bodyscan wieder zu beenden. Vertiefe den Atem wieder. Bewege langsam und achtsam deine Zehen, deine Füße, deine Finger, deine Hände, deine Beine, deine Arme. Streck dich und reck dich. Mach Bewegungen, die dir jetzt guttun. Komm wieder zum Sitzen.

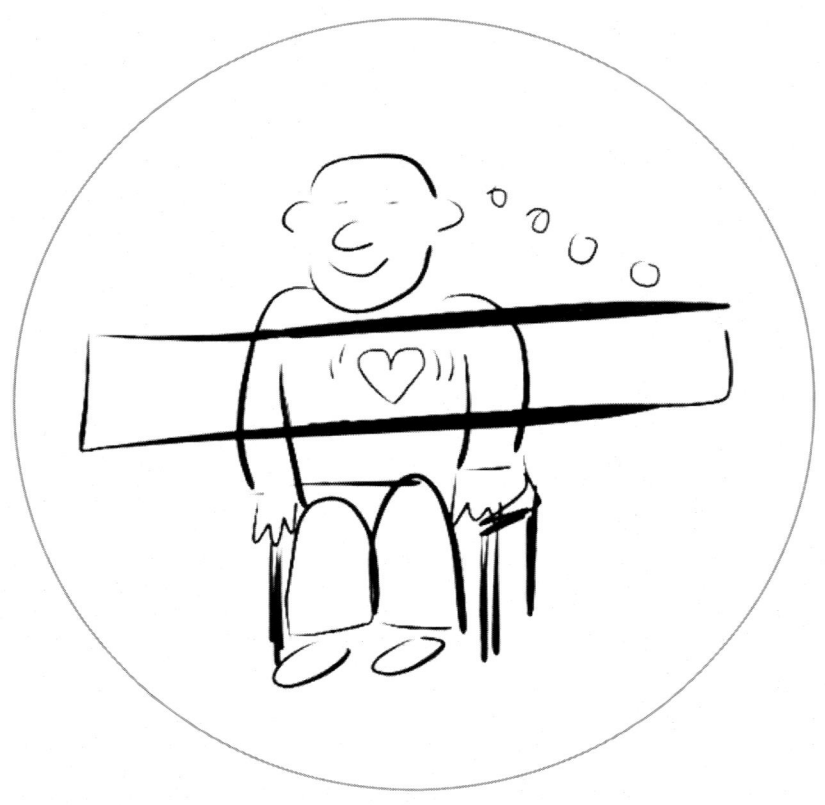

Mach den Bodyscan eine Woche lang täglich – vor allem dann, wenn du mit Stresssyptomen wie Schlafstörungen, innerer Unruhe, Bluthochdruck oder Rückenschmerzen zu kämpfen hast, ist es ratsam, möglichst oft den Bodyscan zu praktizieren. In jedem Fall wirst du ein Gefühl dafür bekommen, wie es ist, wenn sich tiefe Ruhe im Körper ausbreitet. Wenn du einmal dieses Gefühl für dich entdeckt hast und es dir vertraut ist, kannst du zur eigentlichen Meditation von Schritt 1 kommen.

Tipp: Zum Üben des Bodyscans mit professioneller Anleitung empfehlen wir dir unsere eigene Anleitung in unserer Community-Platform auf unserer Website: www.unity-training.de/community

Woche 2:
Meditation mit der Power-Formel: „Ruhen im Körper"

Ziel dieser Meditation ist es, selbständig Ruhe in den Körper zu bringen und Anspannung und Unruhe loszulassen. Wenn du den Bodyscan gemacht hast, ist das ganz einfach. Gleichzeitig kommst du bei konzentriertem Praktizieren dieser Meditation wieder raus aus dem Kopf und aus deinem Gedankenkarussell. Und genau das wollen wir ja durch Meditation erreichen. Bist du bereit? Dann los!

Training

Woche 2 – Meditation „Ruhen im Körper"

So geht's:
Wie weiter oben beschrieben nimm nun deinen Meditationssitz ein und komme ganz im Körper an. Spüre die Erdung nach unten und die Aufrichtung nach oben. Nimm ein paar tiefe Atemzüge und lass dich mit der langen Ausatmung noch ein bisschen mehr auf dein Kissen oder den Stuhl sinken (die Wirbelsäule bleibt dabei, wenn möglich aufgerichtet). Mit der nächsten Ausatmung entspanne die Schultern. Sprich nun innerlich im Geist die folgende Affirmation bei jedem Atemzug:

Einatmend: **Mein Körper ist ruhig**
Ausatmend: **Ich lasse los**

Denke dran: Wann immer du unaufmerksam bist (und sei das noch so oft!), kehre mit dem Fokus zur Affirmation zurück. Lasse mit jedem Ausatmen körperlich los. Spüre, wie Anspannung aus deinem Körper verschwindet, wie sich besonders der Bereich um Nacken und Schultern entspannen kann, als würde dir jemand eine Last von den Schultern nehmen. Das Schöne ist: Du bist dieser „Jemand". Du nimmst dir mit dieser Übung selbst für eine kurze Zeit von 10 Minuten alle Last aus dem System.

Es ist auch nicht nötig, darüber nachzudenken, was du da tust. Auch nicht darüber, was du da loslassen sollst. Dein Unterbewusstsein und dein Körper wissen genau, was jetzt losgelassen werden darf und genau das lassen sie jetzt los.

Diese 10 Minuten werden dich in der nächsten Woche täglich begleiten. Und bald schon wird dir diese Technik so vertraut sein, dass du dir auch mitten am Tag eine Minute „Ruhe im Körper" gönnen oder auch nur mit einem einzigen Atemzug Anspannung aus deinem System nehmen kannst.

> ### Training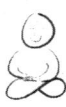
>
> Schritt 1: Ruhen im Körper
>   Woche 1: Beobachtung des Körpers
>   Woche 2: Meditation „Ruhen im Körper"
> **Schritt 2: Ruhen im Atem**
>   **Woche 3: Beobachtung des Atems**
>   **Woche 4: Meditation „Ruhen im Atem"**
> Schritt 3: Ruhen im Geist
>   Woche 5: Beobachtung des Geistes
>   Woche 6: Meditation „Ruhen im Geist"
> Schritt 4: Kraftwort Meditation
>   Woche 7: Die Herzatmung
>   Woche 8: Kraftwort Meditation

Schritt 2: Ruhen im Atem

Gut zu wissen: Atem ist Energie

Konzentriere dich einmal ganz bewusst auf deinen Atem, beobachte die Einatmung und die Ausatmung – und dann halte den Atem an und stell dir vor, was passieren würde, wenn du jetzt nicht weiteratmen würdest.

Kapitel 4

Sorry, wir wollen dich nicht erschrecken. Wir wollen dir nur eine Erfahrung vermitteln, was der Atem eigentlich ist. Er ist weit mehr als nur Austausch von Sauerstoff und Kohlenstoffdioxyd, weit mehr als nur eine chemische Formel. Weil wir immer atmen – selbst im Schlaf, im Vollrausch oder im Koma - nehmen wir unsere Atmung als etwas so Selbstverständliches an, dass wir uns nicht bewusst sind, was er eigentlich ist. Tatsache ist: Wenn du aufhörst zu atmen, stirbst du. Das bedeutet: Der Atem ist Lebenskraft, Lebensenergie. Der Atem ist das Leben selbst. Deshalb heißt der Sanskrit-Begriff für den Atem „prana" nicht nur Atem, sondern auch Lebendigkeit, Energie, Lebenskraft, Lebensenergie. Und die Technik der Atemkontrolle „Pranayama" ist die entscheidende Methode, um die Lebenskräfte im Körper in eine gesunde Richtung zu führen.

Die Wirkung der tiefen und langen Atmung kann nicht hoch genug gepriesen werden. In der langen, tiefen und bewussten Atmung liegt ein solches Potenzial, dass man sich nur wundern kann, wie wenig Bewusstsein darüber in unserer westlichen Welt herrscht.
Die tiefe und bewusste Atmung hat nachgewiesenermaßen eine gesundende Wirkung auf die verschiedensten Bereiche des menschlichen Körpers und des menschlichen Lebens.
Auf einer rein körperlichen Ebene beeinflusst die Veränderung der Atmung unser Immunsystem, was zu einem großen Teil daran liegt, dass durch die tiefe und bewusste Atmung dem Körper – und zwar allen Körperzellen – mehr Sauerstoff als gewöhnlich zugeführt wird.
Mehr als 80% aller Menschen atmen generell zu flach und vorwiegend im

oberen Brustbereich. Dies führt zu einer stetigen Unterversorgung von Sauerstoff. Die Folge sind oft Stressgefühle, Müdigkeit, ein generelles Gefühl von Energiemangel, Kopfschmerzen, Verdauungsprobleme und Verspannungen. Jede flache Atmung, jede Kurzatmigkeit gibt dem Nervensystem das Signal, in einer Gefahrensituation zu sein und ist eine Vorbereitung des biologischen Stresssystems auf Kampf oder Flucht. Erst eine lange und tiefe Atmung sendet das Signal von Entspannung und kann somit notwendige Regenrationsprozesse im Körper einleiten.

Außerdem fördert eine tiefe und bewusste Atmung den Abtransport von Giftstoffen, auf der Ebene der Atmung das Kohlenstoffdioxid, was wir ausatmen. Je besser die Zellen mit Sauerstoff versorgt werden und je effektiver die Abfuhr von Giftstoffen erfolgt, um so wohler und energiegeladener fühlen wir uns und umso besser funktioniert unser Immunsystem. Studien zeigen außerdem, dass Menschen, die regelmäßig Atemübungen durchführen, weniger müde sind und weniger unter Atembeschwerden wie Asthma leiden[3]. Außerdem werden durch Atemtechniken die kleinsten Lungenbläschen, die so genannten Alveolen, besser belüftet, was Mediziner als „alveoläre Ventilation" bezeichnen. Hierdurch wird das Verkleben der Alveolen verhindert und Krankheiten des Atemsystems wie Asthma bronchiale vorgebeugt.
Auch bewirkt die verbesserte arterielle Sauerstoffsättigung eine Verbesserung der Herzleistung. Dies konnte eine Studie aufzeigen, die die „Wirksamkeit von Atemübungen bei Herzinsuffizienz" untersucht hat.[4]
Die Verbesserung der Herzleistung durch Atemübungen ist auch durch

Ich halte mich fit, indem ich versuche, rhythmisch ein- und auszuatmen.
Das ist die Basis.

Prof. Götz Werner (DM-Gründer)

eine andere Messmethode, die so genannte Messung der Herzratenvariabilität oder Herzfrequenzvariabilität (HRV) nachweisbar. In unserer Arbeit mit Dutzenden von Klienten konnten wir in mehreren hintereinander durchgeführten HRV-Messungen deutlich sehen, wie durch stetige Praxis der Atemtechniken während eines Yogakurses die HRV-Werte beständig zunahmen. Ähnliches berichten auch Kollegen, die mit der HRV-Messmethode arbeiten.

Der Atem als Anker

Auf einer ganz anderen Ebene führt eine tiefe und lange Atmung direkt zu einer Beruhigung. Er ist wie ein Anker in unserer Welt voller To-do-Listen, Planung und Unruhe. Sobald wir bewusst tiefe und lange Atemzüge praktizieren, aktivieren wir das parasympathische Nervensystem. Dieses wird auch als Ruhenerv bezeichnet und ist im zweigeteilten autonomen Nervensystem der Gegenspieler zum sympathischen Nervensystem. Das sympathische Nervensystem ist unser Aktivitätsnerv. Es ist aktiviert, wenn wir in Aktion sind. Ob körperlich oder gedanklich, ist dabei egal. Da wir meistens in Aktion sind, sprechen Forscher tatsächlich schon von einer in unserer Gesellschaft vorherrschenden sympathischen Dominanz, was nichts anderes heißt, als dass wir zu viel tun und zu wenig nichts tun. Wir sind aus dem Gleichgewicht geraten, und das hat enorme negative Auswirkungen auf unsere körperliche und seelische Gesundheit. Körper und Seele brauchen Auszeiten, das Nichtstun, um zu regenerieren und aufzutanken. Wenn du für einige Minuten am Tag die Seele baumeln lässt, dir Zeit nimmst, um bewusst das parasympathische Nervensystem zu aktivieren, tief ein- und ausatmest und dich entspannst, ermöglichst du es deinem Körper beispielsweise, auf Zellebene Reparaturen durchzuführen, das Immunsystem zu stärken und andere wichtige Heilungsprozesse in Gang zu bringen. Durch Meditation lässt sich also das Gleichgewicht zwischen Tun und Nicht-Tun, zwischen Sympathikus und Parasympathikus wiederherstellen.

Auch auf emotionaler Ebene hat das eine Wirkung: Wird regelmäßig und bewusst durch tiefe Atmung das autonome Nervensystem aktiviert, verringern sich Emotionen wie Angst, Aggression, Wutanfälle oder innere Unruhe. Bei diesen Gefühlen ist die Atmung generell flach und kurz. Eine vertiefte Atmung entspannt nicht nur den Körper und aktiviert die innere Bremse, das parasympathische Nervensystem, sondern hat nachweislich auch positiven Einfluss auf die negativen Emotionen selbst. Wie amerikanische Studien eines Achtsamkeits-Kurses der Universität Pennsylvania zeigen, gaben die Teilnehmer an, nach dem Kurs um 40% weniger verwirrt zu sein, um 52% weniger Ängste zu empfinden, um 53% weniger Anzeichen von Depression zu haben und um 54% weniger zu Wutanfällen zu neigen. Nach den Yogasutras des Patanjali, dem ersten bekannten Yoga-Lehrbuch der Weltgeschichte, führt eine Beruhigung des Atems direkt zu einer Beruhigung der Gedanken und markiert somit eine unverzichtbare Vorstufe zur Meditation.

Das zu sehen,
was hier und jetzt ist,
das ist Meditation.

Swami Prajnapad

Kapitel 4

Die Atmung vertiefen

Die Atmung ist das entscheidende Werkzeug zur Beruhigung des Körpers und des Geistes. Entscheidend für die Meditationspraxis ist es, dass der Atem lang, tief und gleichmäßig wird.

Die Trennung zwischen Geist und Körper, das Gefühl, den eigenen Körper nicht vollständig zu bewohnen und nicht zu fühlen, ist nur dann möglich, wenn wir nicht bewusst atmen. Erst im Moment der bewussten, langen und tiefen Atmung bewohnen wir unseren Körper wirklich und beginnen, ihn von innen zu spüren. Die Atmung ist das vermittelnde Element zwischen Körper und Geist.

Es ist sicherlich kein Zufall, dass sich das deutsche Wort Atem vom Sanskrit-Wort *atman* ableitet, was „Selbst" bedeutet. Es ist im Sanskrit nicht nur ein Nomen, sondern auch ein Reflexivpronomen, d.h. man verwendet es, wenn man etwa sagt: „Ich selbst." In diesem Sinne ist der Atem mein eigentliches Selbst, bzw. der Zugang dazu. Je mehr wir uns mit unserem Atem anstatt mit unserem Denken identifizieren, umso mehr werden wir befreit von zwanghaften Gedanken, die sich ständig und unentwegt in einem Hamsterrad um sich selbst drehen. Sie haben, wie gesagt, die Macht, einen Menschen zugrunde zu richten. Die bewusste Atmung erlöst und befreit uns davon. Der Atem ist das verbindende Element zwischen Körper und Bewusstsein. Er ist die Instanz im Menschen, die zwischen Körper und Geist vermitteln und die Verbindung von Körper und Geist herstellen kann.

Am besten atmest du ausschließlich durch die Nase ein und aus und achtest darauf, tief hinunter in den Bauch zu atmen. Die Atmung durch die Nase verlangsamt und vertieft den Atem. Außerdem dienen die kleinen Härchen in den Nasenöffnungen als Luftfilter. Sie lassen nur gefilterte Luft in die Atemwege hinein, während durch den Mund der Atem ungereinigt die Atemwege erreicht.

Unserer Überzeugung nach ist übrigens der wahre Grund, warum Raucher das Rauchen so ungeheuer entspannend finden, allein der Tatsache zu verdanken, dass sie dabei lang und tief atmen. Dass Menschen, die es nicht gewohnt sind, lang und tief zu atmen, dies während des Rauchens als eine Wohltat erleben, ist nur natürlich für denjenigen, der die Wohltat der langen und tiefen Atmung kennt. Allerdings bräuchte ein Raucher für diese Wohltat keine Zigarette. Ein paar lange und tiefe Atemzüge würden dieselbe Wohltat verrichten. Vielleicht gibt es ja eines Tages in öffentlichen Gebäuden gekennzeichnete Atembereiche und in Gebäuden der Verwaltung und Wirtschaft offizielle Atempausen. Es wäre ein Schritt in Richtung Gesundung der Menschheit.

Bewusst atmen

Lass einatmend den Bauch hinausgehen – ausatmend ziehst du den Bauch ohne Anstrengung wieder hinein. Vertiefe und verlängere nun die Atemzüge. Atme etwa 4 Sekunden lang ein und 4 Sekunden lang aus. Bring nun bei deiner tiefen Bauchatmung die Aufmerksamkeit auf den Atem und beobachte den Atem, wie er in die Nasenöffnungen einströmt und beim Ausatmen dort wieder herausfließt. Beobachte den Atem in den Nasenöffnungen eine Zeit lang. Bring nun die Aufmerksamkeit zum Bauchraum und beobachte, wie sich beim Einatmen die Bauchdecke anhebt – und wie sie sich beim Ausatmen wieder absenkt.

Mach dir in der Meditation die tiefe Bauchatmung zur Gewohnheit. Allein die tiefe Bauchatmung ist für die Gesundheit des Herz-Kreislauf-Systems ungeheuer gesund.

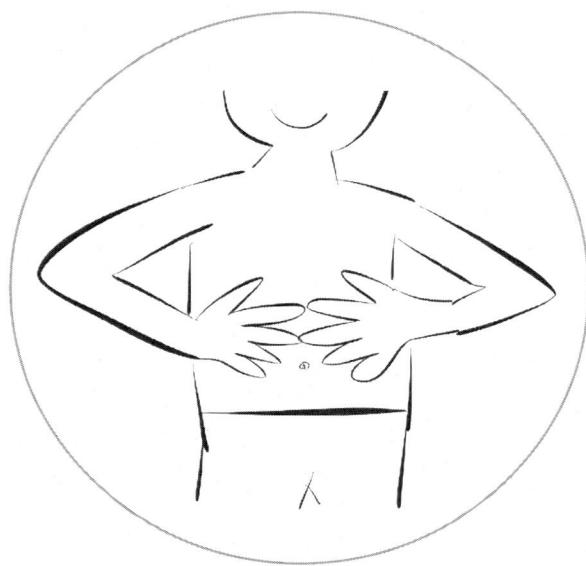

Ich atme ein und kehre zurück
zu der Insel, die in mir liegt.
Wunderschöne Bäume stehen
hier, reines Wasser fließt.

Da sind Vögel im Sonnenschein
und die Luft ist klar.
Ich atme aus und fühle mich
geborgen. Wie wunderbar,
zu meiner Insel zurückzukehren.

                                    Thich Nhat Hanh

Woche 3:
Beobachtung des Atems

Diese Meditation gehört zu den einfachsten und effektivsten Meditationen. Sie ist sehr geeignet als Einstieg in die Meditation wie auch als Möglichkeit für Geübte, zu den Grundlagen der Meditation zurückzukehren und die eigene innere Realität zu genießen. In dieser Meditation vertiefst du zunächst einfach deine Atemzüge.

Training

Woche 3 – Beobachtung des Atems

Zählen der Atemzüge

Atme ab jetzt, wenn möglich, nur noch durch die Nase und konzentriere dich jetzt ganz auf deine Atmung. Spüre, wie die Luft kühl durch die Nase einströmt und wie sie warm wieder ausströmt. Beobachte, wie der Atem kommt und geht.
Beginne jetzt, deine Atmung zu vertiefen. Atme etwa 5 mal tief in den Bauch ein und aus. Beim Einatmen hebt sich die Bauchdecke, beim Ausatmen senkt sich die Bauchdecke.
Du kannst hierbei auch deine Hände zu Hilfe nehmen: Lege deine Hände so auf deinen Bauch, dass sich die beiden Zeigefinger und die

beiden Mittelfinger berühren. Wenn du jetzt tief einatmest, dann lass die Bauchdecke so weit nach außen gehen, dass sich die Fingerspitzen auseinander bewegen und sich nicht mehr berühren. Beim Ausatmen lass den Bauch ganz natürlich wieder fallen, so dass die Fingerspitzen wieder zusammenkommen und sich wieder berühren.

Falls es schwierig ist, in den Bauch zu atmen, atme einfach so tief und gleichmäßig wie möglich.

Atme jetzt 4 Sekunden lang ein und 4 Sekunden lang aus. Zähle im Geiste mit. Zähle beim Ein- und beim Ausatmen jeweils bis 4. Einatmen 2, 3, 4. Ausatmen, 2, 3, 4. Einatmen, 2, 3, 4. Ausatmen, 2, 3, 4. Du wirst mit jedem Atemzug ruhiger und ruhiger.

Lasse mit jeder Ausatmung Anspannung los. Lasse mehr und mehr los. Einatmen, 2, 3, 4. Ausatmen, 2, 3, 4.

Lass dich einfach mit jeder Ausatmung noch etwas mehr auf deinen Stuhl oder dein Kissen sinken.

Diese tiefe und gleichmäßige Atmung kannst du so lange beibehalten, bis Körper und Geist beruhigt sind. In der Regel reichen acht tiefe Atemzüge dafür aus. Wenn du mehr innere Ruhe verspürst, kannst du den Atem wieder ganz frei fließen lassen, um dich auf deine Meditationsübung zu konzentrieren. Oder du behältst den tiefen Atem bei.

Beginne nun, deine Atemzüge zu zählen. Zähle beim Einatmen im Geiste „eins", atme aus, wiederhole „eins", beim nächsten Einatmen „zwei", atme aus und wiederhole „zwei", beim nächsten Einatmen

> „drei", atme aus und wiederhole „drei". Zähle auf diese Weise bis zwölf und beginne dann wieder bei eins.
>
> Sobald du nicht mehr voll präsent bist oder aus dem Zählfluss kommst, beginne erneut von vorne. Dabei machst du dir bei jedem inneren Moment des Zählens bewusst, dass du in diesem Moment ganz und gar gegenwärtig, im Hier und Jetzt, wach und präsent und somit verbunden bist mit der Ganzheit des Lebens.

Tiefer Atem ist magic. Tiefer Atem ist einer der größten Hebel und hat auch auf das Gehirn eine direkte Wirkung – und damit auf unseren Samurai. Forscher haben herausgefunden, dass tiefe Atmung direkt die Aktivität der Gehirnwellen beeinflusst. Sie beruhigt praktisch das Gehirn. Im Kapitel „Sixpack im Kopf" gehen wir darauf noch einmal tiefer ein. An dieser Stelle des Programms ist für uns wichtig, dass das tiefe Atmen perfekt auf den nächsten Schritt vorbereitet: das Beruhigen des Geistes.

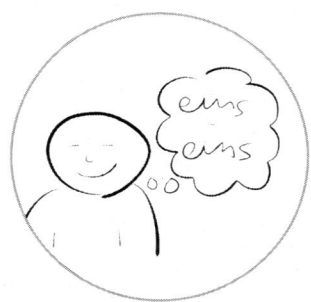

Woche 4:
Meditation mit der Power-Formel „Ruhen im Atem"

Lass deinen Geist still werden wie ein Teich im Wald. Er soll klar werden, wie Wasser, das von den Bergen fließt. Lass trübes Wasser zur Ruhe kommen, dann wird es klar werden, und lass deine schweifenden Gedanken und Wünsche zur Ruhe kommen.
     Buddha

Du hast nun gelernt und trainiert, deinen Atem zu vertiefen. Wahrscheinlich gelingt es dir ganz automatisch jetzt schon, auch während des Tages immer wieder in den tiefen Atem zurückzukehren. Du wirst merken, dass dich das in deinem Alltag nicht behindert. Im Gegenteil: Indem du während deiner Tagesgeschäfte den tiefen Atem übst, bist du präsenter und wacher als sonst. Du bist einfach konzentriert und geistesgegenwärtig. Das Zählen deiner Atemzüge hat deine Konzentrationsfähigkeit zusätzlich geschult. Du wirst nun mehr und mehr merken, dass du überhaupt nicht mehr im Geist mit Gedanken beschäftigt sein musst, um dich lebendig zu fühlen. Wach und präsent zu sein, ohne in Gedanken zu sein, sondern einfach den Atem bewusst wahrzunehmen, bedeutet, noch lebendiger zu sein als vorher.

Seid euch selbst
eine Insel,
euch selbst eure
eigene Zuflucht.

Buddha

Training

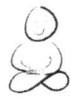

Woche 4 – Meditation „Ruhen im Atem"

Genau hier gehen wir jetzt einen Schritt weiter:
In deiner Meditation sprichst du jetzt im Atemrhythmus ein Mantra – innerlich, im Geist – ähnlich wie in Woche 2, aber diesmal liegt der Fokus auf deiner Atmung. Das Mantra lautet:

Einatmend: **Mein Atem ist ruhig**
Ausatmend: **Ich lasse los**

Diese Meditation ist nun für eine Woche dein täglicher Begleiter. Während du so meditierst, liegt deine gesamte Aufmerksamkeit auf dem ruhigen und entspannten Fluss deines Atems. Wenn Gedanken kommen und dich ablenken, jage ihnen nicht hinterher, sondern bring deine Aufmerksamkeit locker und leicht zurück zu deinem Mantra und auf deinen Atem. Durch die Beruhigung deines Atems und der Affirmation des Loslassens wird sich ein ganz neues Wohlgefühl im ganzen Körper einstellen.

Es entsteht ein inneres Gefühl von Leichtigkeit, von Gelassenheit. Diese Gelassenheit und diese Leichtigkeit werden nun zu deinem natürlichen Zustand. Es ist nichts Künstliches, nichts Spektakuläres,

nichts Ausgedachtes!
Meditation führt dich ganz von selbst in deinen natürlichen Zustand, in eine natürliche Ruhe, in eine natürliche Gelassenheit und Leichtigkeit. Du wirst dabei mehr und mehr merken, dass du es genießen kannst, in diesem Zustand zu sein. Du wirst es immer mehr genießen, einfach nur da zu sein und tief zu atmen.

Vielleicht wird sich von selbst ein Lächeln einstellen, vielleicht sogar ein Lachen. Lass dich davon nicht überraschen.
Genieß es einfach. Es ist so herrlich!

> Training
>
> Schritt 1: Ruhen im Körper
>   Woche 1: Beobachtung des Körpers
>   Woche 2: Meditation „Ruhen im Körper"
> Schritt 2: Ruhen im Atem
>   Woche 3: Beobachtung des Atems
>   Woche 4: Meditation „Ruhen im Atem"
> **Schritt 3: Ruhen im Geist**
>   **Woche 5: Beobachtung des Geistes**
>   **Woche 6: Meditation „Ruhen im Geist"**
> Schritt 4: Kraftwort Meditation
>   Woche 7: Die Herzatmung
>   Woche 8: Kraftwort Meditation

Schritt 3: Ruhen im Geist

Einführung: Die Macht der Gedanken

Gedanken haben eine direkte Wirkung auf den Körper. Und ja: JEDER Gedanke hat das. Das kannst du ganz leicht überprüfen, indem du dich an eine stressige Situation erinnerst, eine unangenehme Situation. Sobald du sie klar vor Augen hast, spüre, was in deinem Körper passiert.

Denke nun an eine angenehme Situation. Das muss nichts Großes sein. Der Duft des Kaffees zum Frühstück, die Sonne auf der Haut am Morgen, das Lächeln eines Kindes, das Gefühl von „Feierabend", wenn du auf die Couch plumpst, oder was auch immer dir nun in den Sinn kommt. Und nun beobachte, was dieser Gedanke mit dir macht. Ganz wichtig: Nimm dir Zeit dafür. Nimm dir Zeit, den Gedanken wirken zu lassen und die Reaktionen in tiefen Atemzügen zu genießen.

Immer wenn du einen Gedanken denkst, der dir ein gutes Gefühl gibt, entspannst du dein Herz-Kreislauf-System, stärkst du deine Herzleistung, dein parasympathisches Nervensystem und sogar dein Immunsystem.

60.000–70.000 Gedanken denken wir – wie gesagt – pro Tag.[5] Die meisten davon sind, sorry wenn wir das mal so offen sagen: Müll. Nichts Neues. Nicht förderlich für dein Glück. Und es ist auch noch immer derselbe Kram: 80% der Gedanken, die du heute denkst, hast du auch schon gestern gedacht. Und vorgestern. Und vorvorgestern. Das ist unser automatisches Denken, unser Autopilot, auch bekannt als Monkey-Mind, der unablässig plappernde, kreischende und herumspringende Affe. Aufgrund unseres biologischen Stressprogramms hat dieser Affe meist nichts besonders Gutes zu sagen, heißt: Die Gedanken sind in der Mehrzahl eher negativ als positiv. Wenn du zehn Erfolge und einen Misserfolg in der vergangenen Woche zu verbuchen hast, was meinst du, spielen dir deine Gedanken nach Feierabend ein? Oder vor dem Schlafengehen? Oder nachts, wenn du aufwachst? Den Misserfolg, ganz genau.

Glauben Sie
nicht alles,
was Sie denken!

Heinz Erhard

Kapitel 4

Unser Gehirn will uns schützen. Es hat die oberste Priorität, uns am Leben zu erhalten: safety first. Indem es uns vor vermeintlichen Gefahren schützt, meint es, dir etwas Gutes zu tun. Es lenkt ganz automatisch die Aufmerksamkeit auf das Problem. Ist etwas schiefgelaufen, werden Lösungen gesucht und das Ereignis wird tief abgespeichert. Es bekommt eine Kraft, die ihm unter Umständen nicht zusteht und wird allgegenwärtig. Und so kann dann der entfernteste Gedanke daran Stress auslösen.

Der Mensch ist das einzige Lebewesen auf diesem Planeten, das die Möglichkeit hat, allein durch einen Gedanken eine Stressreaktion zu bewirken. Kraft der Gedanken wird das biologische Stressprogramm gestartet, die Nebennierenhormone Adrenalin und Kortisol werden ausgeschüttet, der Herzschlag geht schneller, der Atem wird flacher usw. Dein Körper ist unter Stress, bereit für Kampf oder Flucht. Nur durch einen Gedanken. Die Situation ist gerade nicht real, doch das spielt für deinen Körper keine Rolle. Ob du Stress real erlebst oder ihn in Gedanken durchspielst, ist für den Körper das Gleiche.

Wenn ein solches Gedankenmuster zur Gewohnheit wird, wird die Stressreaktion chronisch. Die Stresshormone vergiften nach und nach die inneren Organe. Der Mensch ist chronisch in einem gehetzten, unglücklichen Zustand. Gefühle wie Wut, Angst, Trauer und Verachtung werden zum Dauerzustand und wir halten das alles für normal. Und die gesundheitlichen Folgen sind fatal. Negative Emotionen gelten mittlerweile als Hauptrisikofaktor für alle Herz-Kreislauf-Erkrankungen. Und der amerikanische Psychologe Martin Seligman, ehemaliger Präsident der American

Psychological Association, fasst die Ergebnisse eines Großteils seiner Forschung in diesem einen Satz zusammen: Je mehr negative Gefühle ein Mensch hat, umso öfter ist er krank. Je mehr positive Gefühle ein Mensch hat, umso gesünder ist er und umso länger lebt er.[6] Glückliche Menschen haben „ein besseres Gesundheitsverhalten, niedrigeren Blutdruck und ein intakteres Immunsystem als weniger glückliche Menschen". Nebenbei sorgen sie für „mehr Produktivität und ein höheres Einkommen".[7]

Wenn unbewusstes automatisches negatives Denken zur Gewohnheit wird, kann eine regelrechte Sucht nach diesem negativen emotionalen Zustand entstehen, weil er zum Normalzustand geworden ist und unser gesamtes System darauf angelegt ist, einen Normalzustand (Komfortzone) aufrechtzuerhalten, denn das bedeutet fatalerweise Sicherheit. Dabei ist dieser Zustand völlig unnatürlich. Denn in den meisten Fällen ist es das Denken, das den Stress erzeugt, und nicht die reale Situation:

Ergebnisse der Stressforschung machen deutlich, dass weniger das Auftreten des Ereignisses an sich, als vielmehr dessen Wahrnehmung, Bewertung und Verarbeitung durch den betroffenen Menschen ausschlaggebend dafür sind, ob es in der Folge zu gesundheitlichen Störungen kommt oder nicht.

Gert Kaluza

Gert Kaluza, unser Ausbilder zum Stressmanagement-Trainer, hat herausgefunden, dass unsere Stressreaktionen zu etwa 70 Prozent auf unser Mindset zurückzuführen sind. Das ist ein großes Problem der Menschheit, der einzigen Spezies, die mit einem Gehirnareal ausgestattet ist, das in die Vergangenheit und in die Zukunft reisen kann.

In den meisten Fällen ist es unnütz, sich permanent um problematische Dinge Gedanken zu machen, es verursacht enormes Leid und verschwendet unsere wertvolle Energie. Energie, die wir viel besser für Regeneration, Wachstum und Heilung einsetzen sollten.

Emotionale Selbstverantwortung

Das Glück deines Lebens hängt von der Beschaffenheit deiner Gedanken ab.
Marc Aurel

Durch das reine Beobachten dieser Gedanken, also das nicht urteilende, gelassene Vorbeiziehen-Lassen der Gedanken, nehmen wir ihnen die emotionale Wucht. Wir distanzieren uns von ihnen. Wir lernen, dass sie überhaupt nicht immer Recht haben und dass sie für unsere Lebensqualität ein echtes Problem darstellen, wenn wir sie einfach wild und unkontrolliert wüten lassen. Durch das Beobachten der Gedanken machen wir uns den Zusammenhang zwischen Emotionen und Gedanken immer bewusster und sind durch die Übung immer mehr in der Lage, auf eine Weise zu denken, zu reagieren, zu sprechen und zu handeln, die für uns und für andere Lebewesen gesund und heilsam ist. Man könnte das „emotionale Selbstverantwortung" nennen. Wir nehmen die Verantwortung für unsere eigenen Gefühle, für unseren eigenen inneren Zustand, unsere Gelassenheit, unseren Stress, unsere Lebensfreude und unser Leid selbst in die eigene Hand.

In dem Moment, in dem wir den Zusammenhang zwischen Gedanken und Gefühlen wirklich verstanden haben und mit aller Konsequenz die emotionale Selbstverantwortung üben, machen wir uns auf den Weg zu einem Leben in innerem Frieden, Glück, Harmonie, Ausgeglichenheit und Gesundheit.

**Woche 5:
Beobachtung des Geistes**

Die Beobachtung des eigenen Geistes als Meditation wird in der Tradition des Yoga *sakshi bhava* genannt. Sakshi heißt der Zeuge und bhava heißt Zustand oder Geisteshaltung. In der Sakshi-Bhava-Meditation nimmst du die Position eines unbeteiligten Beobachters ein und schaust dir deine eigenen Gedanken an. Die Gedanken lassen sich beobachten wie vorüberziehende Wolken. Schärfe mit dieser effektiven und kraftvollen Meditationsmethode deine Konzentration und erlange mehr emotionale Intelligenz und Geisteskontrolle.

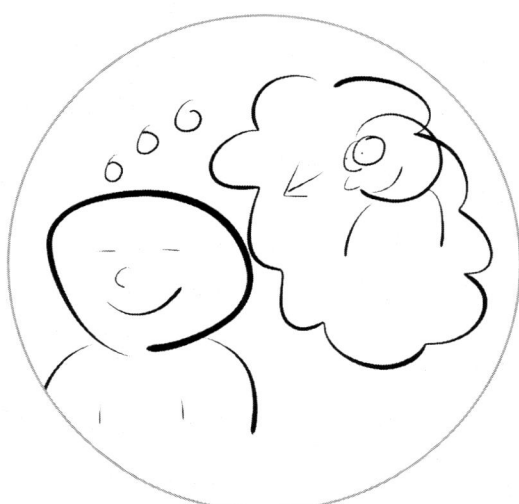

Beobachtet eure Gedanken wie den Flug der Vögel im Frieden des fernen Abendhimmels.

Buddha

Training

Woche 5 – Beobachtung des Geistes

Bring die Aufmerksamkeit zu deinen Gedanken, auf das, was in deinem Geist passiert. Beobachte, wie Gedanken kommen und wie sie wieder gehen. Nimm dir das Bild der Wolken am Himmel zu Hilfe. Stell dir vor, du stehst auf der Erde und deine Gedanken sind die Wolken über deinem Kopf. Sie ziehen heran, formieren sich, verändern ihr Gestalt, sind leicht oder bedrohlich. Aber sie werden auf jeden Fall weiterziehen.
Wenn ein Gedanke kommt, ein Bild, ein Wort, ein Satz, bleibe in der Position des Beobachters und nimm den Gedanken wahr. Versuche ihn entspannt und neutral, ohne zu urteilen anzuschauen und nimm ihn zur Kenntnis. Lass ihn dann weiterziehen. Bleibe jetzt die nächsten Minuten in dieser Position des Beobachters deiner Gedanken.
Wenn du deinen Gedanken folgst, die Konzentration nachlässt und die Gedanken dich wegtragen wollen, nimm auch dies wahr. Kehre einfach sanft und ohne zu urteilen zu deiner Atmung zurück. Einatmend denke „ein", ausatmend „aus". Kehre dann zurück zu deiner Position als aufmerksamer Beobachter deiner Gedanken. Nimm entspannt alles wahr, was in deinen Geist einfließt, und lass es wieder weiterziehen.

Woche 6:
Die Meditation mit der Power-Formel „Ruhen im Geist"

Hey, wie ist es dir in den letzten 5 Wochen ergangen? Es ist großartig, dass du immer am Ball bist und jeden Tag meditierst! Das ist wundervoll! Du bist ein echter Pionier und du bist auf dem richtigen Weg!

Du hast nun ausgiebig praktiziert, deinen eigenen Geist zu beobachten. Das hat den phantastischen Effekt, dass du nicht mehr jeden Gedanken und jedes Gefühl bierernst nehmen musst. Vielmehr kannst du dich nun von deinen Gedanken desidentifizieren. Du kannst sie anschauen, wahrnehmen, beobachten wie Objekte am Himmel. Du hast erkannt, dass Gedanken wie auch Gefühle etwas sind, was sich ständig verändert, so wie Wolken am Himmel sich ständig verändern, so wie Vögel am Himmel ihre Position ständig verändern. Du musst nicht mehr auf jeden Gedanken, auf jedes Gefühl unmittelbar und blind reagieren, sondern du kannst nach jedem Gedanken einen Freiraum entstehen lassen, der dir die Freiheit gibt, deine Reaktion völlig frei und selbstbestimmt zu wählen. So vermeidest du unbedachte impulsive Reaktionen, die du später bereuen würdest. Du bist geduldiger, selbstbestimmter, freier, souveräner, gelassener als vorher und auch andere Menschen werden dich als geduldiger, selbstbestimmter, freier, souveräner und gelassener wahrnehmen. Vor allem ist es aber für dich selbst ein phantastisches Gefühl zu wissen, dass du deine Gedanken und Gefühle im Griff hast. Denn du bist nun für jeden Ernstfall vorbereitet.

Ganz im Geheimen
sprachen der Weise und ich.
Ich bat ihn: Nenne mir
die Geheimnisse der Welt.
Er sprach: Schweig …
und lass dir von der Stille
die Geheimnisse
der Welt erzählen.

Rumi, Das Lied der Liebe

Was dich früher zur Weißglut gebracht hätte, kannst du nun mit einem Lächeln oder einem Achselzucken einfach freundlich hinnehmen und so stehen lassen. Nichts und niemand zwingt dich mehr zu irgendeiner Reaktion. Du wirst die nächste Prüfung locker und leicht meistern. Und die Prüfung wird kommen. Garantiert.

Nun aber gehen wir einen entscheidenden Schritt weiter. Ähnlich wie in den Schritten 1 und 2 laden wir dich jetzt ein, wieder mit einem Mantra des Loslassens zu meditieren und zwar wieder für zehn Minuten. Das Mantra deiner Meditation für diese Woche lautet:

> Einatmend: **Mein Geist ist ruhig.**
> Ausatmend: **Ich lasse los.**

Diese Meditation ist ein wesentlicher Bestandteil der 4-Schritte-Meditation. Denn hier machen wir es uns zu unserer einzigen Aufgabe, den eigenen Geist zu beruhigen. Nicht nur das: Wir machen die eigene innere Ruhe zu unserem wichtigsten Anliegen überhaupt. Wir machen unsere eigene innere Ruhe zur Priorität Nummer 1 in unserem Leben.

Training

Woche 6 – Meditation „Ruhen im Geist"

Such dir also einen Ort, an dem du ungestört bist. Setz dich entspannt und aufrecht hin. Lass alles los, was dich belastet. Für diesen einen Moment der Meditation darf das, was dich belastet, einfach durchziehen. Hänge nicht daran, sondern gib es frei. Lasse los. Beginne jetzt, mit dem Mantra zu meditieren: Einatmend sprich zu dir selbst im Geist: „Mein Geist ist ruhig". Ausatmend: „Ich lasse los".
Wenn ein Gedanke kommt, der dich ablenkt, kehre zurück zum Mantra und der Ruhe deines Geistes, sanft und ohne zu urteilen. Du kehrst immer wieder zurück zu diesem Impuls: Einatmend: „Mein Geist ist ruhig". Ausatmend: „Ich lasse los".
Wenn du die Meditation beenden möchtest, lass die Worte, die du innerlich sprichst, leiser und leiser werden. Lasse sie schließlich ganz verklingen. Lasse die Atmung frei fließen.
Für ein paar Atemzüge sei ganz im Gewahrsein der Stille und des Raumes um dich herum.
Bereite dich dann darauf vor, die Meditation zu beenden. Senke mit der nächsten Ausatmung das Kinn zur Brust. Öffne mit der nächsten Einatmung die Augen und hebe das Kinn wieder an.

Die drei vorangegangenen Schritte dienen dem Ankommen im Hier und Jetzt und dem Loslassen von Anspannung und Unruhe auf allen Ebnen: Körper, Atem und Geist. Wenn du diese drei Schritte geübt und verinnerlicht hast, bist du bereit für den nächsten Schritt: das Ruhen in der Kraft. In den folgenden Meditationen kannst du die ersten drei Schritte als Vorbereitung auf das Ruhen in der Kraft auf wenige Atemzüge verdichten.
Du setzt dich also hin, schließt die Augen, bringst für ein paar Atemzüge Ruhe in den Körper, vertiefst die Atmung und beobachtest deine Gedanken, bis sie zur Ruhe gekommen sind.
Und nun ist es Zeit für das Ruhen in der Kraft.

Kapitel 4

Training

Schritt 1: Ruhen im Körper
    Woche 1: Beobachtung des Körpers
    Woche 2: Meditation „Ruhen im Körper"
Schritt 2: Ruhen im Atem
    Woche 3: Beobachtung des Atems
    Woche 4: Meditation „Ruhen im Atem"
Schritt 3: Ruhen im Geist
    Woche 5: Beobachtung des Geistes
    Woche 6: Meditation „Ruhen im Geist"
Schritt 4: Kraftwort Meditation
    Woche 7: Die Herzatmung
    Woche 8: Kraftwort Meditation

Schritt 4: Ruhen in der Kraft

Ein Krieger des Lichts meditiert. Er setzt sich an einen ruhigen Platz in seinem Zelt und überlässt sich dem göttlichen Licht. Tut er dies, versucht er an nichts zu denken. Er löst sich von der Suche nach Lust, den Herausforderungen und den Offenbarungen und gestattet seinen Gaben und seinen Kräften, sich zu offenbaren. Auch wenn er sie nicht sogleich erkennt, werden diese Kräfte und Gaben sein

Leben bestimmen und seinen Alltag beeinflussen. Während er meditiert ist der Krieger nicht mehr nur er selbst, sondern ein Funken der Weltenseele. Diese Augenblicke erlauben ihm, seine Verantwortung wahrzunehmen und in Einklang mit ihr zu handeln. Ein Krieger des Lichts weiß, dass in der Stille seines Herzens eine Ordnung liegt, die ihm den Weg weist.
  Paulo Coelho, Handbuch des Kriegers des Lichts

Nachdem wir nun den Körper, den Atem und den Geist (Emotionen und Gedanken) beruhigt und auf tiefer Ebene körperliche, mentale und emotionale Anspannung losgelassen haben, sind wir frei für den nächsten und den alles entscheidenden Schritt. Erst wenn der Samurai zum Schweigen gebracht wurde, kannst du dich mit dem verbinden, was dir Energie gibt. Hier beweist sich der viel zitierte Satz von Laotse: In der Ruhe liegt die Kraft.

Diese Kraft können wir als Pioniere für uns erschließen und nutzbar machen.

Was ist das nun für eine Kraft, die wir anzapfen können?

Hebe den Schatz:
Die innere Kraftquelle

Berühre einmal deinen Körper mit der Hand – am Arm oder Bein oder Bauch oder wo auch immer. Spüre die Wärme des Körpers und mach dir bewusst, was du hier fühlst. Hast du dich schon einmal gefragt, wie es sein kann, dass dein Körper eine eigenständige Wärme, eine Temperatur von ca. 37°C besitzt? Ist das nicht erstaunlich? Er ist doch weder an eine Heizung angeschlossen noch mit einem Ofen verbunden. Er scheint in sich eine eigene Wärmequelle zu haben.

Und wie erklärst du es dir, dass du fähig bist, mehrere Kilometer am Stück zu rennen oder zu wandern, Fahrrad zu fahren oder stundenlang Fußball zu spielen, auf Berge zu klettern oder Skateboard zu fahren? Und das alles, ohne dass du an einem Stromkabel angeschlossen bist. Offensichtlich hast du eine Energiequelle in dir. Oder du bist an eine unsichtbare Energiequelle angeschlossen.

Diese Energiequelle befeuerst du selbstverständlich durch Nahrung, tiefe Atmung, genügend Schlaf, viel Bewegung, Entspannung usw.

Nehmen wir an, diese Energiequelle in dir produziert nicht nur spürbare, messbare Wärme in Form von Körpertemperatur usw., sondern auch Wärme in Form von Wohlgefühl, Glück, Freude, dem Gefühl des Verbundenseins.

Diese Quelle ist immer da. Sie ist aber möglicherweise verschüttet oder blockiert durch den Samurai, durch die ständige Beschäftigung mit der

Außenwelt, durch das Nicht-Verbundensein mit unserer Innenwelt. Deshalb kannst du aus ihr nicht schöpfen und sie entfaltet nicht ihr Potenzial. Deine Aufgabe besteht darin, den Samurai zum Schweigen zu bringen und zur Seite zu schieben, sodass der Weg frei wird, sich dieser Quelle bewusst zu werden, sie zu spüren, sie frei fließen zu lassen und aus ihr zu schöpfen. Denn sonst ergeht es dir so, wie dem Bettler aus einem alten Zen-Gleichnis:

Ein Bettler am Straßenrand saß auf einer Kiste und bettelte. Ein Mann kam vorbei und fragte den Bettler: „Was ist das für eine Kiste, auf der du sitzt?"
Der Bettler war erstaunt. Er hatte sich noch nie diese Frage gestellt. Was war das eigentlich für eine Kiste, auf der er saß? Als der Mann vorbeigegangen war, stand der Bettler auf und sah, dass im Schloss der Kiste ein Schlüssel steckte. Die Kiste ließ sich mit ein bisschen Kraft tatsächlich öffnen. Der Bettler öffnete die Kiste. Zu seiner Verwunderung sah der Bettler, dass die Kiste randvoll mit Gold und Edelsteinen gefüllt war.

Nach Ansicht dieses uralten Zen-Gleichnisses besitzt jeder Mensch unendlichen inneren Reichtum, dessen er sich nicht bewusst ist: Die Quelle der inneren Kraft, der inneren Freude. Die Yogis nennen diese Quelle das Selbst. Meditation ist ein Weg, sich seines inneren Reichtums, seiner inneren Quelle, seines Selbst, bewusst zu werden zu werden.
Macht es nicht Sinn, zu wissen, wie du diese Quelle nutzen und befeuern kannst?

Kapitel 4

Wie öffnest du nun deine Schatztruhe? Wie machst du dir deinen inneren Reichtum, deine innere Quelle bewusst und zugänglich?
An dieser Stelle wird es sehr individuell, denn es gibt verschiedenen Möglichkeiten bzw. Techniken, um diese Kiste zu öffnen.

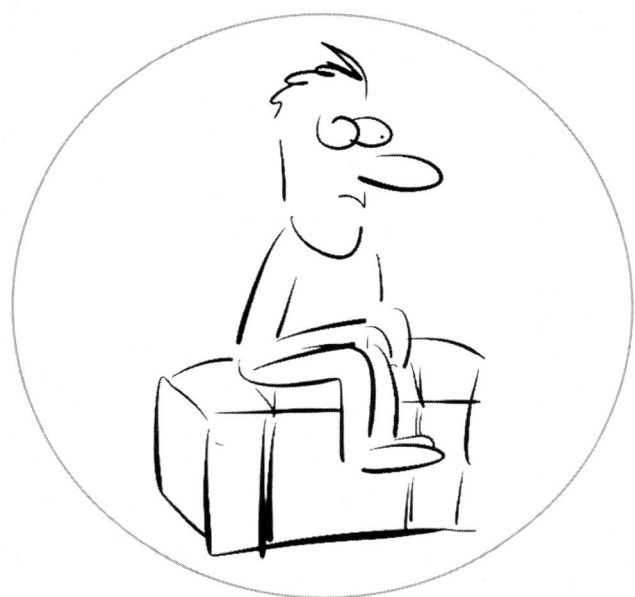

Woche 7:
Gut zu wissen: Das Herz – so viel mehr als nur ein Muskel

Der Weg des Meditierenden ist, wie bereits gesagt, der Weg vom Kopf ins Herz. Und das ist der letzte Schritt unserer 4-Schritte-Meditation. Du bist also jetzt kurz vor dem Ziel.

Schon in den frühesten Kulturen der Menschheit war das Herz das Symbol für die innere Kraft, für Gesundheit, Weisheit, Intuition und die Seele des Menschen. Sowohl die Ägypter als auch die Römer, Griechen und Mesopotamier sahen im Herzen das wichtigste Organ und das Zentrum der menschlichen Weisheit – das göttliche Organ.
Das Herz verfügt, wie der französische Psychiater David Servan-Schreiber sagt, über ein eigenes Nervensystem und ein eigenes Hormonsystem. Es produziert Adrenalin, Noradrenalin und das Kuschelhormon Oxytocin. Außerdem „lässt das Herz den gesamten Organismus an den Veränderungen in seinem ausgedehnten elektromagnetischen Feld teilhaben, das man noch in einigen Metern Entfernung vom Körper nachweisen kann, deren Bedeutung man jedoch noch nicht kennt. Man sieht also, die Bedeutung des Herzens für die Sprache der Gefühle ist nicht nur eine Metapher. Das Herz nimmt Dinge wahr und fühlt. Und wenn es spricht, beeinflusst es die Physiologie unseres gesamten Körpers, angefangen beim Gehirn."[8]

Wie können wir das nun in der Meditation für uns nutzen? Das Zauberwort in diesem Zusammenhang heißt Herzkohärenz. Ist dein Herz

Wer half mir wider
der Titanen Übermut?
Wer rettete vom Tode mich,
von Sklaverei?
Hast du's nicht alles selbst
vollendet,
heilig glühend Herz?

Johann Wolfgang von Goethe: Prometheus

kohärent, dann sind Herzschlag, Atem und Blutdruck im Einklang. Die Herzkohärenz ist durch eine Abbildung der so genannten Herzratenvariabilität messbar (HRV-Messung). Während bei destruktiven Gefühlen wie Stress, Angst, Wut oder Traurigkeit der Rhythmus des Pulses ungleichmäßig ist (d.h. im Chaos), ist er bei positiven Gefühlen wie Liebe, Dankbarkeit, Freude oder Gelassenheit gleichmäßig (d.h. kohärent). Und das ist ziemlich gesund.[9]

Das Herz hat ein eigenes Netzwerk aus etwa 40.000 Neuronen. Es ist also so etwas wie ein kleines Gehirn. Dieses kleine Herz-Gehirn kann unabhängig vom Kopf eigenständig wahrnehmen und die Funktion des Herzens selbst regulieren. Das Herz-Gehirn ist über das vegetative Nervensystem mit dem Kopf-Gehirn verbunden und kann so auf das Kopf-Gehirn einwirken (positiv und natürlich auch negativ).
Das Herz besitzt die größte Kraft und Energie im menschlichen Körper. Wenn das elektromagnetische Feld des Herzens – als das größte des Körpers - über mehrere Meter Entfernung gemessen werden kann, dann beeinflusst es nicht nur deinen Körper, sondern kann auch die Gehirnwellen anderer Menschen beeinflussen und sich mit ihnen synchronisieren.

Das Herz ist auch in den Upanischaden, den ältesten Meditationsanleitungen der Menschheitsgeschichte, der Kern der menschlichen Persönlichkeit bzw. der Sitz dieses Kerns: der Sitz des Selbst oder im Sanskrit des Atman. Es ist der Schatz, den wir heben wollen. Es ist das, was die Christen Seele und die Buddhisten die Buddha-Natur nennen. Für die Verbindung mit dem eigenen Selbst wird in den Upanischaden immer wieder die Verbindung mit dem Herzen vorgeschlagen:

Das Selbst, reines Gewahrsein, leuchtet als (...) Licht im Innern des Herzens.[10] *Hell, aber verborgen wohnt das Selbst im Herzen (...). Es ist die Quelle der Liebe und mag durch die Liebe erfasst werden, aber nicht durch das Denken. Es ist das Ziel des Lebens. Erreiche dieses Ziel! Das strahlende Selbst wohnt verborgen im Herzen... Es ist die Quelle des Lebens, die Wahrheit jenseits der Vergänglichkeit dieser Welt.*[11]

Es ist ganz einfach: durch die Verbindung mit deinem Herzen erreichst du einen phantastischen Zustand: das, was wir den Zustand des „inner alignment" nennen: Körper, Geist und Seele sind im Einklang. Gefühle von Einheit, Verbundenheit und unbeschreiblicher Freude kommen auf und breiten sich aus. Nun bist du an deiner Quelle angekommen. Ist das nicht großartig? Und du kannst jederzeit aus deiner eigenen Quelle schöpfen.

Schon in den Yoga-Sutras des Patanjali (200 v.Chr.) wird die Herzatmung beschrieben und gelehrt.[12] Die Ausführung ist sehr einfach.

Training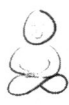

Woche 7 – Die Herzatmung

Bringe dein Gewahrsein in deinen Herzraum. Das kann das organische Herz in der linken Brustseite sein. Es kann aber auch das „spirituelle" Herz sein: Das verorten die Yogis in der Mitte der Brust auf der Höhe des Herzens - der Bereich um die Thymusdrüse.
Mach den Herzraum zum Zentrum deiner Achtsamkeit.
Nun mache den Herzraum auch zum Zentrum deiner Atmung. Vertiefe die Atmung und stelle dir vor, du atmest über den Herzraum ein und aus.

Stell dir, während du einatmest, vor, du atmest über das Herz ein. Stell dir bei der Ausatmung vor, du atmest über das Herz aus. Der Atem fließt bei jeder Einatmung hinein in dein Herz. Stell dir vor, wie du bei jeder Ausatmung aus dem Herzen ausatmest und der Atem aus deinem Herzen in die Welt um dich herum fließt.
Atme so über einen längeren Zeitraum, am besten für 10 Minuten, ohne dich in irgendeiner Weise stören zu lassen. Fühl dabei deinen Atem und fühl in dein Herz hinein. Ruhe mit dem Gewahrsein im Herzraum und bleibe in Verbindung mit allen Empfindungen, die da sind. Genieße jeden Atemzug, während du so atmest.

Kapitel 4

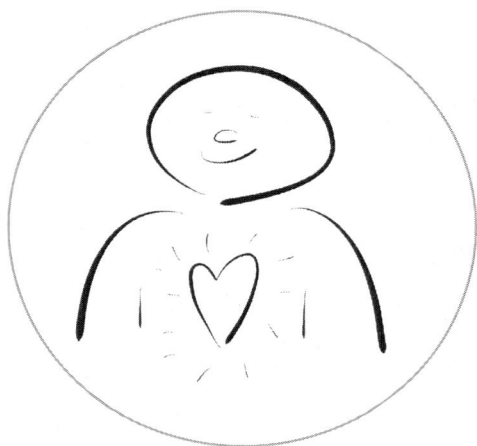

Es gibt bei dieser Übung wie bei jeder anderen Meditation auch kein Limit. Du kannst es nicht zu viel praktizieren.
Wenn du visuell veranlagt bist, kannst du die Herzatmung auch mit einer Visualisierung verbinden:

Das Herz als Kraftquelle

Eine wunderbare Vorbereitung für die Kontaktaufnahme mit der inneren Kraftquelle ist die Visualisierung dieser Kraftquelle in deinem Herzen. Ziel ist es hier, dass sich Körper und Geist daran gewöhnen und es irgendwann für selbstverständlich halten, dass deine Quelle der Kraft und der wahren

Freude niemals außerhalb von dir zu finden ist, sondern nur, aber dafür immer, im eigenen Innern.
Eine sehr einfache Möglichkeit ist die Visualisierung dieser Quelle, zum Beispiel in Form einer Lichtquelle, einer Sonne, eines Feuers etc.

Die Methode liegt darin, sich aktiv mit dem eigenen Persönlichkeitskern im Herzen zu identifizieren. Du hast nicht nur dieses Herz, sondern du bist dieses Herz. Du bist dieses Selbst im Herzen.
Formell geht dies mit einer Visualisierung einer Lichtquelle im Herzraum, in der Mitte der Brust. Hier verorten, wie oben angedeutet, die Yogis in den alten Yogatexten wie den Upanischaden, ein Energiezentrum. Die wichtigsten dieser Energiezentren liegen im Bereich des Herzens und im Bereich der Stirn bzw. der Mitte des Kopfes.[13] Einige Menschen können ihre Aufmerksamkeit besser auf das Zentrum im Kopf (oder auch auf den Bauch) als auf das Zentrum im Raum des Herzens richten. Wenn das bei dir der Fall ist, dann tu das einfach. Richte deine Aufmerksamkeit auf die Mitte des Kopfes oder die Mitte der Stirn (oder den Bauch) und stell dir hier eine Sonne als Lichtquelle vor.

Bleibe nun über mehrere Atemzüge hinweg mit dieser Sonne verbunden. Atme bei jedem Einatmen dorthin und bei jedem Ausatmen von dort wieder aus. Stell dir dabei vor, wie sich diese Lichtquelle im Körper ausbreitet, wie sie weiter, heller, wärmer und größer wird, bis sie den ganzen Körper erfüllt und darüber hinausstrahlt.
Wenn du kein visueller Mensch bist und es dir schwerfällt, ein Bild zu

visualisieren, dann ist es genauso wirksam, einfach nur das Energiezentrum im Körper zu verorten und aufzuspüren und hier mit der Aufmerksamkeit zu verweilen.

Suche dir dein Energiezentrum entsprechend deiner Empfindung aus. Dort, wo du eine Empfindung verspürst, wenn du es innerlich anvisierst, dieses Energiezentrum eignet sich für dich als Fixpunkt für die Meditation. Setz dich also an einen Ort, wo du ungestört bist. Lass den Körper, den Atem und den Geist zur Ruhe kommen. Dann visualisiere deine Kraftquelle, deine innere Schatzkiste als Lichtquelle in deinem Energiezentrum. Atme dabei in dieses Energiezentrum ein und von hier wieder aus. Meditiere so für mindestens zehn Minuten täglich.

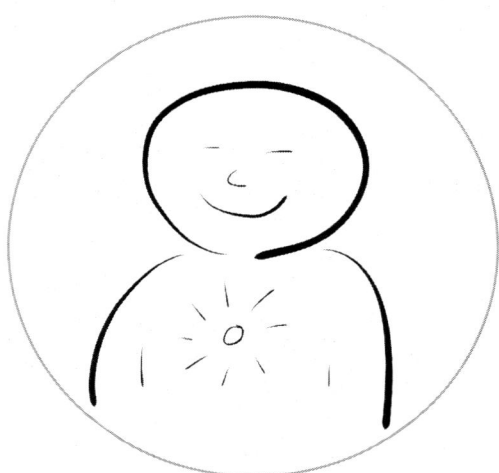

Nach innen geht
der geheimnisvolle Weg.
In uns, oder nirgends
ist die Ewigkeit
mit ihren Welten –
die Vergangenheit
und Zukunft.

Novalis

Woche 8:
Die Meditation mit einem Kraftwort

Die Meditation mit einem Kraftwort gehört unserer Überzeugung nach zu den größten Geheimnissen der Menschheit überhaupt. In der indischen Tradition des Yoga ist Meditation praktisch gleichzusetzen mit dem lautlosen inneren Sprechen eines Kraftworts.

In den vorhergehenden Meditationen in Woche 2, 4 und 6 hast du bereits mit dem Kraftwort „Mein Körper ist ruhig. Ich lasse los." etc. meditiert. Hier war das Kraftwort eine Affirmation, um einen inneren Ruhezustand herzustellen. Ein solches Kraftwort als Affirmation ist ein universelles Allheilmittel gegen jedwede Flause im Kopf, gegen jede Sorge, jede Angst, jeden Wutanfall und jede Überforderung. Wie die neurologische Forschung weiß (in Übereinstimmung aller Lehren des Buddha und des Yoga), besteht jedes mentale Leiden zu 70% (Gert Kaluza) nicht aufgrund einer problematischen Situation im Außen, sondern aus einem Gedanken, der aus einer äußeren Situation erst ein Problem macht.

Das Kraftwort lenkt die Aufmerksamkeit des Geistes von diesem problematischen Gedanken weg – hin zu dem höchsten Gedanken, den du fassen kannst. Es bringt dich von der Identifikation mit der Vergangenheit oder der Zukunft (in Form eines Gedankens) zurück zur Gegenwart, zum Hier und Jetzt, d.h. zur Wirklichkeit.

Dieses Kraftwort, mit dem wir jetzt in Woche 8 meditieren, ist dein selbst gewähltes Mantra. Dieses Mantra ist sozusagen der Klang deiner inneren

Sonne, deiner inneren Kraftquelle, das Symbol deiner inneren Schatzkiste. Es ist sogar noch mehr als das: Das Kraftwort steht für das, was du wirklich bist: reines Sein, reines Bewusstsein und reine Freude, wie die Yogis der Upanischaden sagen. Das Kraftwort ist der Schlüssel zum Öffnen der Schatzkiste. Wie findest du aber ein solches Kraftwort?

Welches Kraftwort?

Eigentlich ist es völlig egal, welches Kraftwort du dir wählst, solange es Worte sind, mit denen du eine positive Emotion verbindest. Das ist allerdings ein sehr entscheidender Punkt. Ein Kraftwort ist umso wirksamer, je mehr positive Gefühle es bei dir auslöst. Wir geben dir im Folgenden einige Möglichkeiten, dein eigenes Kraftwort für diese Woche der Meditationspraxis zu finden. Hier kommt die erste Möglichkeit.

1) Ein Kraftwort aus einer Liste von Kraftworten auswählen

Du kannst dir ein deutsches Kraftwort wählen oder ein Mantra in einer alten sakralen Sprache wie etwa Sanskrit. Wenn du keine Freude am Exotischen hast und dir alte spirituelle Traditionen piepegal sind, empfehlen wir dir ein deutsches Kraftwort. Lass am besten die folgenden Worte alle einmal auf dich wirken und suche dir dann das Kraftwort aus, zu dem du eine unmittelbare Beziehung aufbauen konntest, das in dir irgendetwas ausgelöst und geschwungen hat:

Kapitel 4

Kraftwörter deutsch

Ich ruhe in meiner Kraft

Ruhe und Frieden

Licht und Liebe

Ich bin Freude

Ich bin Licht

Ich bin eins mit dem liebenden Licht

Ich bin

Ich bin größer als das

Eins mit allem

Ich lebe

Ich liebe, ich atme

Ich bin Leben, ich bin Liebe

Alle diese Kraftwörter sind erprobt und hocheffektiv. Sie haben den Vorteil, dass sie leicht verständlich sind und sehr leicht ein positives Gefühl auslösen.

In Indien werden hierfür traditionell Mantras aus der alten Sanskritsprache verwendet, wie etwa

Om namah Shivaya

(sprich: Oom namma Schiwaaya). Die Bedeutung ist (etwas modern übersetzt): Ich verneige mich vor meiner inneren Freude.

Wenn du eine Vorliebe für alte spirituelle Traditionen hast, dann kannst du ab jetzt mit diesem Mantra meditieren.

Wenn du an keines dieser Kraftwörter so richtig andocken kannst, dann wähle dir doch einfach dein ganz eigenes Kraftwort. Wie das geht, das zeigen wir dir in der nächsten Alternative: dem Kraftwort-Anker.

2) Der Kraftwort-Anker

Eine weitere Möglichkeit, dein persönliches Kraftwort zu finden, ist der Kraftwort-Anker.

Wenn du dich oft kraftlos fühlst oder negative Gefühle in deinem momentanen Zustand überwiegen, ist das genau die richtige Meditation für dich. (Nach den bisherigen Meditationen sollte dies allerdings nicht mehr länger der Fall sein.) Die Meditation „Kraftwort-Anker" stärkt dein Selbstvertrauen und Selbstwertgefühl, befreit dich von Ängsten und Sorgen und macht dich unabhängig, frei und innerlich zufrieden.

Übung

Kraftwort-Anker

Vorbereitung: Versetz dich innerlich in eine Situation in deinem Leben, die dich mit tiefer, lebendiger, vibrierender Freude versetzt hat. In der alles, was war, gestimmt hat. Einen Flow-Moment. Vielleicht ist das ein Moment aus dem Sport. Der Zieleinlauf eines Marathons. Eine Erinnerung aus der Natur: die Besteigung eines Gipfels und der einmalige Blick. Oder ein Moment, in dem du im Gras gelegen hast. Am Strand. Im Urlaub. Lass diese Situation für ein paar Momente ganz lebendig werden. Mit all ihren Farben und Formen, Geräuschen, Gerüchen, mit dem Wind auf der Haut, mit dem, wie sie sich für dich angefühlt hat. Lass dieses schöne Bild eine Weile wirken, halte es dabei ganz lebendig! Tauche tief ein.

Wähl nun ein Wort aus, das dich, wenn du es innerlich sprichst und wirken lässt, mit Kraft erfüllt. Mögliche Kraftwörter können sein: Frieden, Stille, Ruhe, Energie, Kraft, Licht, Sonne, Weite, Erde, Meer, Feuer, Wind, Regenbogen, das Sein, das All oder Ähnliches.

Auch möglich ist eine Kombination von zwei Kraftwörtern im Wechsel wie „Ruhe und Frieden" oder „Sonne und Wind".

Wenn du bei diesem Wort ein Gefühl von Weite, Leichtigkeit, Frieden und Glück spürst, dann hast du dein persönliches Kraftwort gefunden.

Du kannst das Wort einfach für sich stehen lassen. Oder du kannst es im nächsten Schritt mit einer der Wortverbindungen „Ich bin", „in mir" oder „Ich und ... sind eins" kombinieren. Etwa so: „Ich bin Frieden." „Die Stille ist in mir." „Ich und die Erde sind eins."

Hier kannst du dein Kraftwort aufschreiben:

Mein Kraftwort:

_____

Entwickele nun ein inneres Bild, das deinem Kraftwort entspricht und visualisiere dieses Bild in der Mitte deines Körpers, im Bereich des Herzens oder des Bauches. Vielleicht ist es das Bild einer Sonne, die in deiner Körpermitte strahlt. Oder einer sprudelnden Quelle. Stell dir vor, dieses Kraftwort ist der Ursprung aller Kraft, der Ursprung aller Freude, der Ursprung des ganzen Universums. Indem du dieses Kraftwort, verbunden mit dem entsprechenden inneren Bild, innerlich sprichst, verbindest du dich mit der Quelle aller Kraft, mit der Quelle aller Freude, mit der Quelle des gesamten Kosmos.

Sprich nun innerlich einatmend dein Kraftwort und wiederhole es im Geist, während du ausatmest. Visualisiere das deinem Kraftwort entsprechende Bild in der Mitte deines Körpers, atme von dieser Stelle im Körper aus ein und sprich im Geist dein Kraftwort und mache dir

> bewusst, dass hier die Quelle aller Kraft liegt. Bleibe in Kontakt mit deinem Bild, atme aus und sprich im Geist dein Kraftwort. Einatmen: Bild und Kraftwort – ausatmen: Bild und Kraftwort. Einatmen: Bild und Kraftwort – Ausatmen: Bild und Kraftwort.
> Meditiere so für insgesamt mindestens zehn Minuten.

3) Meditation der Dankbarkeit

Wir möchten dir gerne noch eine letzte Möglichkeit vorstellen, die dir hilft dein Kraftwort zu finden. Vielleicht ist diese Meditation von allen bisher vorgestellten Möglichkeiten die bedeutsamste, um in seine eigene Kraft zu kommen.
Es gibt nicht vieles, was dich so grundlegend verändern kann wie die Kultivierung der Dankbarkeit in deinem Leben. Das Gefühl tiefer Dankbarkeit wischt deinen Stress, deine Zweifel, deine Erschöpfung weg und erfüllt dich mit dem warmen Gefühl der Verbundenheit und der Sinnhaftigkeit. Danken öffnet das Herz.
Die Übung der Dankbarkeit ist eine extrem wirkungsvolle Übung, die nachweislich den Spiegel an Stresshormonen im Blut senkt. Studien belegen, dass die Kultivierung von Dankbarkeit sowohl körperliche, emotionale als auch mentale Auswirkungen hat. Gerade wenn du viel um die Ohren hast und von allen gefordert wirst, ist es ganz wunderbar, dieses ebenso

einfache wie effektive Tool zur Verfügung zu haben, um wieder in deine Kraft zu kommen.

> Übung
>
> **Dankbarkeit**
>
> So geht's:
> Spüre in dich hinein: Gibt es eine Sache in deinem Leben, für die du zutiefst dankbar bist? Es muss nichts „Großes" sein. Es kann die Sonne sein, die gerade durch dein Fenster scheint, ein Mensch, der dich heute einfach ohne Grund angelächelt hat, dein Kind oder einfach die Tatsache, dass du gesund bist.
>
> In dem Moment, in dem du dich mit dem Gefühl echter Dankbarkeit tief in deinem Herzen verbindest, hast du das Tor zu deiner inneren Kraft durchschritten. Spüre, während du die Herzatmung praktizierst, dieses Gefühl von Wärme und tiefer Berührung und lass es lebendig werden.
>
> Während du auf diese Weise voller Dankbarkeit an einen wunderbaren Moment deines Lebens denkst und dich mit dem Gefühl der Dankbarkeit auffüllst, dann sprich im Geist zu dir selbst das Wort „Danke". Du wirst merken: Das Gefühl der Dankbarkeit wird noch einmal intensiviert. Wenn du das spüren kannst, dann ist dieses

Wenn das einzige
Gebet, das du
während deines
ganzen Lebens sprichst,
"Danke" heißt,
würde das genügen.

Meister Eckhard

einfache Wort „Danke" dein Kraftwort.

Vielleicht gelingt es dir noch nicht beim ersten Mal, in dieses Gefühl zu kommen. Vielleicht musst du es ein wenig üben. Gib nicht auf! Es lohnt sich. Es wird dein Leben von Grund auf transformieren.

Du kannst diese Meditation von nun an jeden Tag üben. Übe sie für mindestens 10 Minuten am Tag. Du kannst während der Meditation jeden Tag an eine andere Segnung deines Lebens denken. Du kannst während der Meditation gern 5 bis 10 Segnungen deines Lebens in deinem Geist fließen lassen.

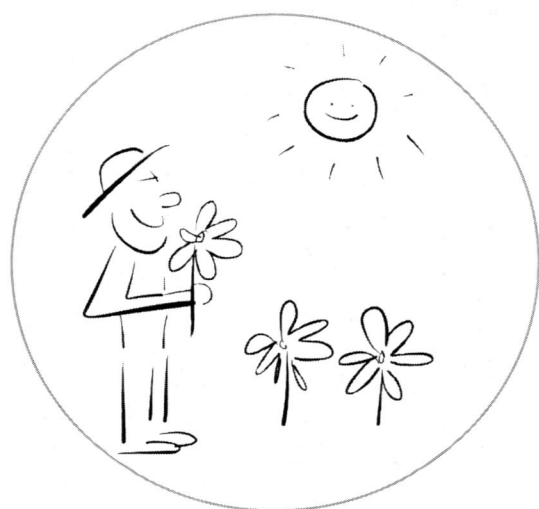

Die Kraftwort Meditation

So geht's:
Wähle dir nun aus all den zuletzt hier gegebenen Möglichkeiten ein Kraftwort für dich aus, mit dem du jetzt eine Woche lang für 10 Minuten am Tag meditierst.

Training

Woche 8 – Die Kraftwort Meditation

Sprich dein Kraftwort für die gesamte Zeit der 10 Minuten bei jedem Einatmen und bei jedem Ausatmen und konzentrieren dich dabei wie in der letzten Woche auf den Raum in deinem Herzen. Atme hierhin ein und aus. Genieße die Meditation so gut, wie du kannst und freu dich bei jedem Ein- und jedem Ausatmen und bei jedem Kraftwort, das du im Geist sprichst. Wir wünschen dir in der nächsten Woche viel Freude beim Praktizieren der Kraftwort-Meditation.

Das Ende der Reise. Du bist angekommen!

Du bist am Ende deines 8-wöchigen Sixpack-Trainings angekommen. Dein Sixpack im Kopf ist nun trainiert. Du hast nun den vollen Nutzen der Meditation erfahren und das Prinzip der Meditation in deinem Leben fest verankert. Du bist ein wahrer Pionier. Man könnte jetzt auch sagen: Du bist ein Buddha. Herzlichen Glückwunsch!
Wie geht es jetzt weiter?
Natürlich ist die Reise noch lange nicht zu Ende. Sie hat quasi gerade erst angefangen. Denn nun geht es darum, den Sixpack im Kopf zu behalten. Und das geht nur, indem du ihn benutzt, und zwar am besten täglich. Wie ein Sixpack am Bauch verkümmert, wenn er nicht trainiert wird, verkümmert auch dein Sixpack im Kopf, wenn du ihn nicht trainierst. Deine nun neu angelegten neuronalen Netzwerke werden wieder abgebaut, wenn du sie nicht anfeuerst, und zwar am besten täglich. So kannst du mit deinem Sixpack im Kopf dein Leben rocken.

Wie machen wir das konkret?
Die entscheidende Hilfe hierfür ist der Sixpack-Coach, den wir dir im nächsten Kapitel vorstellen.

Gib nichts auf und halte nichts fest. Nimm teil an der Freude des Ganzen und sei, wie du bist.

Abhinavagupta

Fazit Kapitel 4

- **Wenn du Körper, Atem und Geist ausbalancierst, gelangst du in deine volle Kraft.
Nun hast du deinen Sixpack im Kopf.**

Kapitel 5

So behältst du deinen Sixpack

Use it or lose it.

Nichts drückt klarer aus, wie wichtig es ist, deine neuen neuronalen Netzwerke zu pflegen. Es ist ganz einfach: Nur was du im Gehirn benutzt, bleibt. Das meiste andere wird nach und nach wieder gelöscht. Das Phänomen wird in Fachkreisen auch als pruning oder Synapsen-Eliminierung bezeichnet: Das Gehirn stutzt sich im Prozess der Synapsenverbindung immer wieder selbst zurecht und löscht das, was nicht benutzt wird. Wenn du deinen mühsam antrainierten Sixpack also behalten möchtest, halte es doch wie einst ein Sportartikelhersteller: Just do it!
Natürlich ist das nicht so einfach. Man könnte auch sagen, jetzt erst kommt die größte Herausforderung: Das Ganze für immer in deinem Alltag unterzubringen. Denn da gehört es hin. Und dafür haben wir den Sixpack-Coach entwickelt. Er hilft dir dabei, Meditation zur Gewohnheit werden zu lassen, zum Ritual.

Dein Sixpack-Coach

Diese Pyramide ist von nun an dein täglicher Coach für deine eigen Meditationspraxis. Wenn du diese Pyramide in deinen täglichen Alltag integrierst, wird die Meditation dein ständiger Begleiter sein und du wirst nicht nur einmal am Tag, sondern immer wieder am Tag aus dem Überlebensmodus in den Lebensmodus kommen – und das heißt: in deine volle Kraft.
Dein Sixpack-Coach ist ein Tool, das von nun an, in deinem Leben eine wichtige Rolle spielen wird: Es ist eine aus drei Ebenen bestehende Pyramide.

Dein Sixpack-Coach: 10 Minuten einmal am Tag, 1 Minute jede Stunde, 1 Atemzug so oft wie möglich.

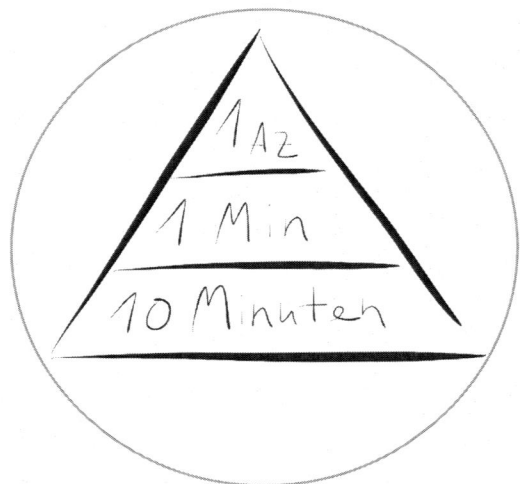

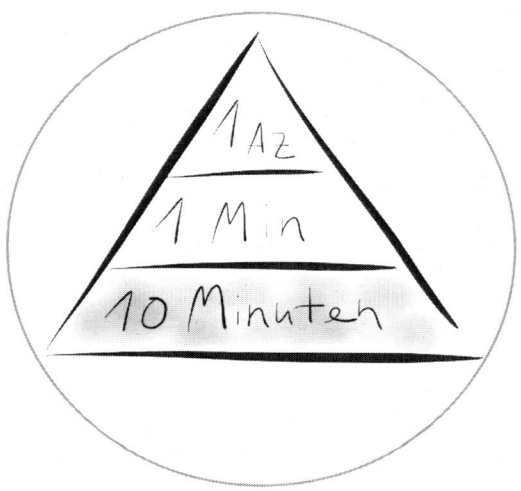

In der Kraft bleiben

Dein Sixpack-Coach besteht aus drei Ebenen: einer unteren, einer mittleren und einer oberen Ebene. Die untere Ebene markiert deine tägliche Zehn-Minuten-Meditationseinheit. Darin bist du bereits Experte. Diese Ebene ist die wichtigste, denn sie ist die Basis für die beiden anderen Ebenen. Nur wenn die Basis steht, kann die Pyramide hoch gebaut werden. Die regelmäßige tägliche Meditation ist also die Grundlage für deine grundsätzliche Lebensqualität über den gesamten Tag hinweg. Wenn diese Grundlage da ist, wenn die tägliche Meditation deinem Tag Orientierung und Stabilität gibt, wirst du die Kraft und die Muße haben, die oberen Ebenen der Pyramide anzugehen und auch mehrmals kleinere Meditationseinheiten in deinen Tag einzubauen.

Die tägliche Basiseinheit haben wir sehr bewusst zunächst auf 10 Minuten täglich begrenzt. Denn es ist wesentlich besser, zunächst kleine, kürzere Einheiten zu üben, aber diese dafür stetig und täglich, als hin und wieder einmal eine längere Meditationseinheit zu praktizieren und dann die Ausdauer für eine stetige Praxis irgendwann zu verlieren.
Die Kraft der Meditation entsteht aus der stetigen Praxis und das bedeutet: tägliche Praxis über viele Jahre. Wir empfehlen, die 10 Minuten am Tag zunächst einmal weitere 8 Wochen lang zu üben. (Und danach bis zum Rest deines Lebens.) Selbstverständlich kannst du aber auch jederzeit weitergehen und deine Praxis auf 15 oder 20 Minuten (und irgendwann vielleicht sogar auf 30 oder 60 Minuten) erhöhen.

So geht's:
Gehe in Ruhe Schritt für Schritt die folgenden Affirmationen durch.
Bei 10 Minuten bleibt genug Zeit, jede einzelne Affirmation so lange zu wiederholen, bis du ihre Wirkung spürst, also der Körper entspannter, der Atem tiefer und der Geist ruhiger wird. Die restliche Zeit verbringst du dann mit deinem Kraftwort.

Kapitel 5

Dein tägliches Sixpack-Training

Deine tägliche 10-Minuten-Praxis läuft also so ab:

1) Den Körper spüren mit der Affirmation:
   Mein Körper ist ruhig – ich lasse los. (ca. 1 Minute)
2) Den Atem spüren mit der Affirmation:
   Mein Atem ist ruhig – ich lasse los. (ca. 1 Minute)
3) Den Geist wahrnehmen mit der Affirmation:
   Mein Geist ist ruhig – ich lasse los. (ca. 1 Minute)
4) Herzatmung mit deinem Kraftwort. (ca. 7 Minuten)

Dies ist nun deine tägliche Meditationspraxis. Du weißt nun jeden Tag, was du tun musst, um voller Kraft, voller Energie und voller Lebensfreude in deinen Tag zu starten.

Im Schwung bleiben

Kennst du das? Du sitzt in einem Meeting und dein Kollege sagt zum achten Mal, wie toll sein eigenes Projekt war. Nach der Arbeit stehst du im Stau und hörst im Radio: Noch 10 Kilometer. Vor der Haustür schnappt dir ein Auto den Parkplatz weg und du musst noch eine Runde drehen.

Bevor du nach Hause kommst, stehst du in der Schlange am Supermarkt und ausgerechnet jetzt wechselt die Kassiererin die Kassenrolle.
Alles das sind phantastische Möglichkeiten, den Sixpack-Coach zu Hilfe zu nehmen. Du kannst hier jederzeit deine antrainierten Sixpack-Muskeln spielen lassen. Genau für diese Kompetenz empfehlen wir dir die mittlere Ebene der Pyramide deines Sixpack-Coachs: Eine Minute tiefe und lange Atmung – und du bist wieder in deiner Mitte. Du hast keine Minute gewartet, sondern jede Minute als geschenkte Zeit für ein Training genutzt.
Aber das so genannte 1-Minute-Tool kann noch viel mehr. Mit seiner Hilfe kommst du mit wesentlich mehr Energie durch den Tag, nämlich indem du es als regenerative Mikro-Pause einsetzt.

Kennst du das? Du sitzt bei der Arbeit und merkst, du bräuchtest eine Pause. Aber du hast definitiv keine Zeit eine zu machen. Denn du musst bald zu einem Termin.
Professor Froböse von der Sporthochschule Köln empfiehlt in seinem Buch „Power durch Pause"[14], jeder Kopfarbeiter solle am besten wie in der Schule nach 45 Minuten eine Pause von 5 Minuten und nach 90 Minuten Arbeit eine Pause von 15 Minuten machen. Wenn wir das unseren Seminarteilnehmern vorschlagen, ernten wir meist ein lautes Lachen, so undenkbar ist dieser Vorschlag und so unmöglich ist er offenbar, in die Praxis umzusetzen. Wir schlagen vor, nach einer Stunde Arbeit zumindest eine 1-minütige Pause zu machen. In einer Arbeitspause machen wir am besten genau das Gegenteil von dem, woraus unsere Arbeit zuvor bestand. Wenn du vorher kommunizierst oder viel gedacht hast, mache nun das Gegenteil:

nicht kommunizieren und nicht denken, z.B. indem du meditierst. Wenn du also bei der Arbeit bist, etwa am Schreibtisch, und du merkst, dass die Konzentration nachlässt, die Augen müde werden, der Körper schwer, dann kann dir eine kurze Meditation eine echte Regeneration verschaffen, so dass du danach frischer und entspannter weitermachen kannst. Und wenn du nicht alleine in einem Büro arbeitest und nicht mit geschlossenen Augen gesehen werden willst, oder dich ein Müdigkeitsflash mitten in einem Meeting überkommen sollte: Diese kurze Meditation kann man auch mit offenen Augen machen.

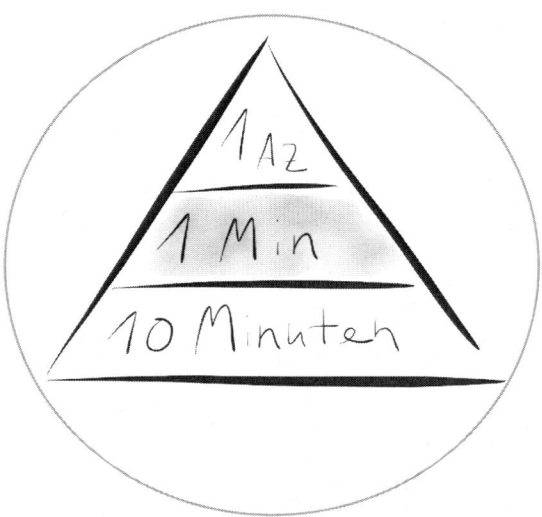

So geht's:
Die 4 Schritte des Sixpack-Trainings kannst du also nicht nur in 10 Minuten (oder 20 oder 30) machen, sondern auch in einer. Eine Minute sind ca. 6-8 tiefe Atemzüge. Die kannst du zum Beispiel folgendermaßen aufteilen:

Dein Sixpack-Training für Zwischendurch

1-Minute-Tool

(EA = einatmen, AA = ausatmen)

1. EA: **Mein Körper ist ruhig**
   AA: **Ich lasse los**
2. EA: **Mein Atem ist ruhig**
   AA: **Ich lasse los**
3. EA: **Mein Geist ist ruhig**
   AA: **Ich lasse los**
4. 3-5 Atemzüge: Herzatmung und Kraftwort

Das 1-Minute-Tool kann in allen Situationen des Alltags angewendet werden: Anstatt zu warten, machst du das 1-Minute-Tool. Anstatt dich zu ärgern, dass es irgendwo nicht weitergeht, machst du einfach das 1-Minute-Tool. Anstatt zum zehnten Mal dein Social-Media-Profil zu

checken, um dich abzulenken, machst du einfach das 1-Minute-Tool.
Du musst dich tatsächlich nie wieder ärgern, sei es über Menschen oder wenn du auf irgendetwas oder auf irgendjemanden warten musst.
Du musst niemals wieder sinnlose Dinge tun, um dich zu entspannen.
Du machst einfach deine Meditation für eine Minute (oder länger – weil es ja so viel Spaß macht) und vergeudest keine Zeit. Jede verlorene Zeit wird somit zu geschenkter Zeit für dein Sixpack-Training.

In der Spur bleiben
Die ABS-Methode: Atmen, Beobachten, Spüren.

In Zeiten hoher Belastung, in denen ich mich überfordert fühle und meine Arbeitsmotivation sinkt, weil der Druck der Sachzwänge von Tag zu Tag zunimmt, da suche ich vermehrt den Zugang zu meinen Ressourcen im Einüben des bewussten Ein- und Ausatmens.
In Zeiten hoher Belastung, in denen sich in mir und um mich herum die Unzufriedenheit ausbreitet und ich vor allem wahrnehme, was schwierig ist in meinen Beziehungen, und mir die Kraft fehlt, dem Lebensfördernden mehr Gewicht zu verleihen, da nehme ich mir stündlich Zeit, um die Achtsamkeit zu entfalten und all das, was mir guttut und was ich brauche in meinem Leben.
Schließe die Augen, um klar zu sehen. Der Schlüssel ist der Atem.
    Pierre Stutz

Immer wieder gibt es Situationen, in denen wir aus unserer inneren Mitte herausgeworfen werden. Es muss nur ein Mensch mit schlechter Laune vorbeikommen und ein Spruch abgeben wie: Du siehst aber müde aus. Und sofort ist unser Tag gelaufen.
Oder irgendjemand findet genau den Trigger, der dich auf die Palme bringt. Oder dein Computer stürzt ab und die Arbeit von einer Stunde ist weg. Oder ein wichtiger Auftrag, auf den du dich sehr gefreut hast, wird storniert. Und und und...

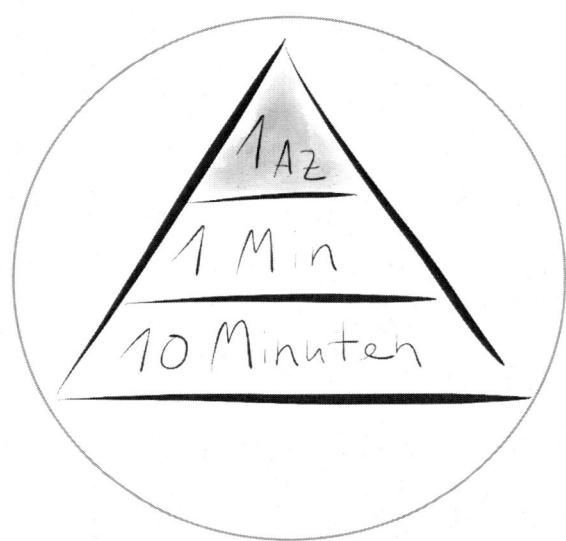

Kapitel 5

Willst du jetzt warten, dass im Außen wieder etwas Schönes passiert, damit es dir wieder besser geht? Freiheit würde doch bedeuten, die Fähigkeit zu haben, dich in jedem Moment wieder in einen ausgeglichenen Zustand innerer Ruhe zu bringen, oder?
Genau dafür gibt es die Notfallbremse ABS. ABS ist ein Terminus Technicus aus der Automobilsprache und bedeutet Antiblockiersystem. Durch das Antiblockiersystem bleibst du auch bei einer Vollbremsung in der Spur und fährst nicht gegen einen Baum.
In solchen Notfallsituationen, wie eben beschrieben, haben wir im Normalfall die Tendenz aus der Spur zu geraten und unseren Körper und unsere Emotionen nicht mehr unter Kontrolle zu haben. ABS bedeutet Atmen, Beobachten, Spüren.
Wenn du in einer solchen Notfallsituation aber ABS übst, bleibst du in jeder Situation in der Spur. Du behältst die Kontrolle in jedem Moment.
Was kannst du nun in einer Notfallsituation ganz konkret tun? Zu allererst nimmst du ein paar tiefe lange Atemzüge. Atme etwa 4 Sekunden lang ein und 4 Sekunden lang aus. Während du so ruhig und langsam atmest, beobachte deinen inneren Zustand. Lenke den Blick nach innen und nimm nur wahr, ohne über irgendetwas nachzudenken. Reine Beobachtung des inneren Zustands während du lang und tief atmest. Als nächstes beginne zu spüren, wie dein innerer Zustand ist. Wenn du im Stress bist, fühle den Stress. Wenn du körperlich angespannt bist, fühle die Anspannung. Wenn du mental angespannt bist, fühle die mentale Anspannung. Wenn du verärgert bist, fühle den Ärger. Wenn du eifersüchtig bist, fühle die Eifersucht. Wenn du traurig oder enttäuscht bist, fühle die Trauer, die Enttäuschung.

Immer verbunden mit einer tiefen und langen Atmung.
Wenn du dies nur eine Minute lang tust, wird dein Zustand garantiert sehr schnell besser werden.
Hier ein Beispiel für die Wirksamkeit eines einzigen bewussten Atemzuges im Alltag:
Das Gegenteil von Achtsamkeit ist Multitasking: Mehrere Dinge wie sprechen, essen, gehen, lesen, Emails beantworten, telefonieren usw. tun wir oft auf einmal, um Zeit zu sparen. Dabei wissen wir: Multitasking ist Gift für dein Gehirn und alle anderen Organe. Es ist die größte Stressfalle, die es gibt. Das beste Mittel, um nicht in diese Falle des Multitasking zu tappen, ist der Power-Atemzug: Einmal bewusst, lang und tief in den Bauch einatmen – und bewusst, lang und tief wieder ausatmen. Wenn du ein Multitasking-Experte bist und dir diesen Wahnsinn gerne abgewöhnen willst, hast du hier die Top-Lösung: Vor jeder Sache, die du tust, nimmst du einen tiefen, bewussten Atemzug. Erst dann beginnst du mit der nächsten Sache.

Das folgende Beispiel illustriert, wie sinnvoll und notwendig die Ein-Atemzug-Regel sein kann: Eine alleinerziehende Mutter von fünf Kindern schilderte mir (Florian) in einem Training ihre Not. Sie ist halbtags berufstätig an einer Schule und mit ihrem überfüllten Leben völlig überfordert. Ihr ganzes Leben mit ihrer Alleinverantwortung für fünf Kinder sei ein vollständiger Wahnsinn. Sie suchte dringend nach einer Methode, mit der sie diesen Wahnsinn überleben konnte. Ich schlug ihr die Ein-Atemzug-Regel vor und schilderte aus meiner Sicht die mögliche Erleichterung für ihre Situation: Wenn der Wahnsinn nach der Schule zu Hause losgeht, gehst du folgendermaßen vor: Vor und zwischen allem, was du tust, machst du einen tiefen, bewussten Atemzug. Zwei Kinder streiten sich. Das Kleinste will das Fläschchen und schreit. Das Größte will Hilfe bei den Hausaufgaben und ein anderes klettert auf dem Balkon herum. Gleichzeitig klingelt das Telefon, der Postbote läutet an der Tür und du weißt, du musst den Unterricht für morgen noch vorbereiten.

Was machst du jetzt? Du nimmst zuallererst einen tiefen bewussten Atemzug und nimmst deinen eigenen inneren Zustand wahr. Dann holst du das Kind vom Balkon. Machst einen tiefen bewussten Atemzug und nimmst deinen Zustand wahr. Dann gibst du dem Baby das Fläschchen, machst einen tiefen bewussten Atemzug und beobachtest deinen Zustand. Dann bringst du liebevoll die Streithähne auseinander, machst einen tiefen bewussten Atemzug und beobachtest deinen Zustand. Dann machst du die Tür auf. Paket annehmen, wenn der Postbote jetzt noch da ist, Atemzug, Zustand beobachten. Dann erst gehst du ans Telefon, das klingelt jetzt sowieso nicht mehr. Dann hilfst du deinem Kind bei den Hausaufgaben. Atemzug. Zustand wahrnehmen. Dann bereitest du deinen Unterricht vor. Zwei Wochen nach diesem Seminar rief mich die Mutter an, um sich bei mir zu bedanken. Das sei der beste Rat gewesen, den sie in Bezug zu ihrer Stresssituation je bekommen habe. Sie habe ihre Stressreaktionen deutlich reduzieren können.

So geht's:
Wie kannst du die dein Sixpack-Training in einem Atemzug nutzen? Ganz einfach: Erfühle, was du gerade brauchst. Ist dein Körper angespannt? Dann ist die erste Affirmation das Richtige:

Dein Sixpack-Training für Notfälle / Multitasking-Killer

EA (einatmend): **Mein Körper ist ruhig.**
AA (ausatmend): **Ich lasse los.**
In nur einem tiefen Atemzug kannst du so Anspannung im Körper loslassen.

Ist dein Atem schnell und flach? Dann ist die zweite Affirmation die Affirmation deiner Wahl:
EA: **Mein Atem ist ruhig.**
AA: **Ich lasse los.**

Du grübelst, sorgst dich, findest gerade nicht die richtige Lösung für ein Problem oder hast keine Idee? Dann könnte die dritte Affirmation hilfreich sein:
EA: **Mein Geist ist ruhig.**
AA: **Ich lasse los.**

> Selbstverständlich kannst du genauso gut auch die ABS-Methode in nur einem Atemzug praktizieren: Atmen, beobachten und spüren. Du brauchst Kraft? Dann atme dein Kraftwort tief in dein Herz ein und aus.
>
> Wenn du dich jetzt für eine Methode entscheiden möchtest, die du in jeder Lebenslage anwenden kannst, ohne überlegen zu müssen: Nimm Schritt 4: Herzatmung mit dem Kraftwort.

Die Gesundheitsformel 10plus1

Meditation und Yoga: Eine ideale Kombination

Das erste Yoga-Lehrbuch der Welt, das Yoga-Sutra, ist ein reines Meditationslehrbuch. Ursprünglich bedeutet das Wort Yoga also Meditation. Im Yoga-Sutra wird nur eine einzige Körperstellung beschrieben: der Meditationssitz mit gekreuzten Beinen. Um diese Stellung über lange Zeit ausführen und beherrschen zu können, kamen erst später die Asanas, die Körperstellungen im Stehen und im Liegen, dazu – quasi als Training zur Flexibilisierung und Kräftigung des Körpers – für den Meditationssitz. Im Lauf der Zeit hat sich die Disziplin des Hatha-Yoga (was irgendwann einfach nur noch Yoga hieß) zu einer eigenen Form der Körper-Meditation in Bewegung entwickelt – mit einer ähnlich hohen Effektivität wie die

Meditation. Tatsächlich ist Yoga eine ideale Ergänzung zur Meditation – nicht nur deshalb, weil es den Körper flexibilisiert und kräftigt.

Es ist, wie man in Hunderten von Studien nachlesen kann, auch in vielfacher Hinsicht gesundheitsfördernd, sodass mittlerweile Yoga-Präventionskurse von den gesetzlichen Krankenkassen mit einem Satz zwischen 70 € bis hin zu 100% bezuschusst werden. Nach dem Berliner Chefarzt der Charité Professor Michalsen ist Yoga „nach bisherigen Erkenntnissen die wirksamste Methode gegen chronische Rücken- und Nackenschmerzen und zur Stressreduktion."

Weitere Studien haben gezeigt, dass, um eine signifikante Verbesserung der Gesundheit zu erzielen, eine wöchentliche Praxis des Yoga ausreicht. Allerdings sind die Ergebnisse umso besser, je öfter und länger man praktiziert. Wir empfehlen in unseren Trainings die Kombination von einer täglichen Meditation von 10 Minuten (als Einstieg) und einer wöchentlichen Yoga-Einheit (von etwa 90 Minuten). Diese wöchentliche Yoga-Einheit kann auch durch eine Sporteinheit ersetzt werden. Diese Kombination haben wir zu der Gesundheitsformel *10plus1* zusammengefasst:

Du findest einstündige und halbstündige Yogastunden in unserer Online-Community (www.unity-training.de/community) sowie in unserem Shop einen vollständigen Online-Yogakurs (www.unity-training.de/shop).

Kapitel 5

**Die Gesundheitsformel
für das regelmäßige Training zu Hause:**

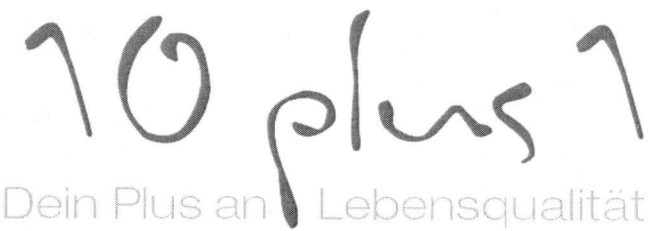

(10 Minuten Meditation / Tag und 1 Std. Yoga (oder Sport) / Woche)

Diese wöchentliche Yoga-Einheit wird dir für deine tägliche Meditationspraxis eine ungeheure Hilfe sein, vor allem dann, wenn du gerne im kreuzbeinigen Sitz und mit geradem Rücken meditieren möchtest. Nach etwa einem halben Jahr Praxis wirst du deutlich merken: Die Hüfte öffnet sich besser, der Rücken tut nicht mehr so schnell weh, der Atem wird ruhiger und das gesamte Körpergefühl wird intensiver und besser.
Deine tägliche und wöchentliche Praxis ist die wichtigste Investition für deine Gesundheit und deine Lebensfreude. Du investierst in dich. Allerdings werden auch alle anderen von dieser Investition profitieren. Insofern ist es eine Investition für alle anderen Menschen und zum Wohl aller anderen Menschen, besonders in deinem persönlichen und beruflichen Umfeld.

Fazit Kapitel 5

- **Mit dem Sixpack-Coach bringst du Meditation ganz flexibel in deinen Alltag Diese Methode ist überall und jederzeit anwendbar, egal, ob du einen Atemzug oder eine Stunde Zeit hast**

- **Yoga und Meditation ergänzen sich perfekt**

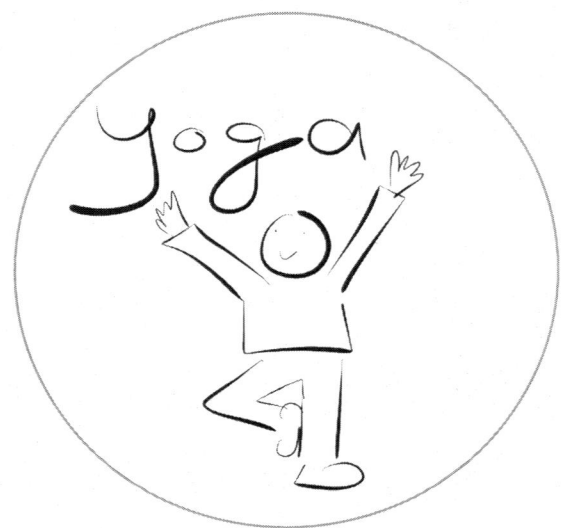

Kapitel 6

Das ist dein Sixpack

Trainingspartner

Die Menschen, die du nun kennenlernen wirst, sind starke Verbündete auf deinem Weg in deine Meditationspraxis: Es sind diejenigen, die seit Jahren, zum Teil Jahrzehnten das Thema Meditation erforschen. Die Mönche in die Magnetfeldröhre schieben, Probanden verkabeln und Gehirnströme messen. Die Blut untersuchen und die direkte Auswirkung von Meditation auf das Nervensystem. Die jahrelang Menschen begleiten, beobachten und befragen, um herauszufinden, welchen Unterschied Meditation im Leben macht. Willkommen in der Welt der Wissenschaftler. Der Gehirnforscher, Psychologen, Verhaltensforscher, Neurologen etc.
Einige von ihnen haben vor allem in den vergangenen zwei Jahrzehnten den Brückenschlag geschafft zwischen den alten Mystikern und den modernen Menschen, die immer alles belegt haben müssen. Wissenschaftlich belegt. Ich (Nicole) bin auch so eine. Wenn heute die alten Lehren auf wissenschaftlich fundierte, messbare und abbildbare Entsprechungen stoßen – und das tun sie unentwegt – bin ich jedes Mal zutiefst fasziniert. Die alten Weisen hatten eben doch Recht. Vor allem zeigt die Wissenschaft

einmal mehr, dass diese uralten Techniken über all die Jahrhunderte und Jahrtausende nichts an ihrer Kraft und Bedeutung verloren haben. Im Gegenteil: Wir sind davon überzeugt, dass sie für uns heute bedeutsamer und wichtiger sind denn je.

Es ist für dich als kritischem aufgeklärten Menschen wahrscheinlich wichtig, wenn du mit der Praxis beginnst, sobald wie möglich den Nutzen dessen zu wissen, was du da tun sollst. Hier alle wissenschaftlich belegten positiven Wirkungen der Meditation auf uns zu beschreiben, würde den Rahmen dieses Buches definitiv sprengen. Führende Wissenschaftler (vor allem aus der Neurobiologie) an renommierten Universitäten auf der ganzen Welt haben sich mit dem Thema Wirkungen der Meditation auseinandergesetzt. Das Thema Meditation ist aufgrund dieser Forschung mitten in unserer Gesellschaft angekommen. Du brauchst nur einen Blick auf die Zeitschriften im Bahnhofskiosk zu richten und wirst mit Sicherheit einen Menschen im Meditationssitz auf einem Cover einer renommierten Zeitschrift finden.

Man kann sagen, Meditation, Yoga und Achtsamkeit „boomen" seit Jahren regelrecht. Zu verdanken ist das der Tatsache, dass die neurologische Wissenschaft durch bildgebende Verfahren Vorgänge im Gehirn sichtbar machen kann. Dadurch lässt sich sichtbar belegen, was die uralten meditativen Techniken aus dem Buddhismus, dem Hinduismus und auch die kontemplativen Techniken aus dem Christentum seit Jahrtausenden bewirken: Meditation hat direkte Auswirkungen auf unser Gehirn. Sie kann unser Gehirn neu formen. Dass wir uns durch Meditation besser fühlen, ist im Gehirn sichtbar.

Kapitel 6

Formbares Gehirn

Die Tatsache, dass wir durch Techniken der Achtsamkeit und Meditation selbst in der Lage sind, unser Gehirn umzuformen, nennt sich „Neuroplastizität". In der neurologischen Forschung wird seit einigen Jahren mit Hilfe der Magnetresonanztomografie (MRT) untersucht, wie sich Zustände der Meditation im Gehirn des Menschen widerspiegeln. Man kann also zusehen, wie Meditation das Gehirn in seiner Masse und Struktur verändert und hat beobachtet, dass Meditation nicht nur die Aktivität des Gehirns, sondern auch seine Struktur verändert und die graue Substanz genau an den Regionen zunimmt, die trainiert werden.

Kein Wunder also, dass die Wissenschaft das Thema Meditation so sehr in den Fokus nimmt. Aktuell gibt es wie gesagt rund 4000 Studien und jedes Jahr kommen rund 250 neue dazu. Die Tendenz ist steigend. Das Interesse von Psychotherapeuten an der Achtsamkeitsmeditation sei, so Jon Kabat-Zinn, zunächst höchstens herantastend gewesen und habe sich „in eine wahre Ekstase" verwandelt.

Wir fassen die wichtigsten Forschungsergebnisse in unserer Sixpack-Formel zusammen.

Dein Sixpack im Kopf

1. **Gelassenheit**
2. **Konzentration**
3. **Bessere Beziehungen**
4. **Glück**
5. **Gesundheit**
6. **Ein langes Leben**

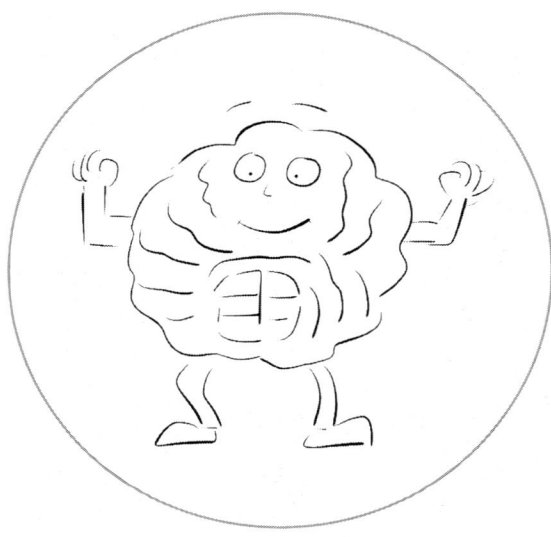

1. Gelassenheit

Wenn der Samurai sein Schwert schwingt, ist dein Gehirn in Aufruhr. Es befindet sich – wenn man eine Messung mit einem Elektroenzephalogramm durchführen und die Gehirnströme messen würde – im hochfrequenten Betawellenbereich. Je stärker der Stress empfunden wird, desto mehr verlagert sich die Aktivität des Gehirns vom präfrontalen Kortex (unserer Steuerungsinstanz) in die tiefer liegenden, evolutionsbiologisch älteren Gehirnareale des limbischen Systems, in dem die Amygdala sitzt.[15] Dieses Zentrum verknüpft die Umweltreize oder stressauslösenden Gedanken mit emotionalen Bewertungen. Kurz: mit Angst. Deine Aufmerksamkeit ist nach außen gerichtet, du bist mit den Gedanken in der Zukunft („wie soll das werden?") oder in der Vergangenheit („das ist schon mal schiefgelaufen!"). Dein Nervensystem ist angespannt, das sympathische Nervensystem läuft auf Hochtouren und du hast keinen Zugriff mehr auf den Teil des Gehirns, der all das wieder zur Ruhe bringen kann: den präfrontalen Kortex.
Es sei denn, du meditierst. Denn Meditation beruhigt deinen Samurai und macht dich stark gegen Stress.

Dass du durch ein Meditationstraining erheblich deine Stressresistenz steigern kannst, zeigen die Studien von Britta Hölzel (u.a. TU München) und Sara Lazar von der Harvard Medical School, die beide zu den positiven Wirkungen von Meditation auf das Gehirn forschen. Hölzel und Lazar untersuchten im Jahr 2011 Teilnehmer eines achtwöchigen Achtsamkeits kurses und konnten feststellen, dass vor allem die Gehirnregion gestärkt wird, die für unsere Selbstregulation zuständig ist, also für unsere Fähigkeit, unsere Aufmerksamkeit und unser Verhalten sinnvoll zu steuern und nicht dem Samurai zu überlassen. Sie fanden heraus, dass Meditierende angemessener und überlegter auf Stresssituationen reagieren können anstatt impulsiv und ungehemmt ihren Emotionen und destruktivem Verhalten freien Lauf zu lassen.[16] Zu den gleichen Ergebnissen kam eine Metastudie, in der ein Team von Wissenschaftlern der University of British Columbia und der TU Chemnitz ebenfalls 2011 Daten aus 20 Studien zusammenfasste. Weniger Aggression und Impulsivität, dafür mehr Gelassenheit, ein größeres Entscheidungsspektrum und flexiblere Problemlösungen, darin erbrachten die Meditationskursteilnehmer erheblich bessere Leistungen als Kontrollgruppen. Ein wunderbarer Beweis, dass wir unserem tobenden Samurai keineswegs hilflos ausgeliefert sind!

Weiter konnten Hölzel und Lazar feststellen, dass bei den Teilnehmern des Achtsamkeitsprogrammes der Hippocampus deutlich stärker wurde. Der Hippocampus ist ein seepferdchenförmiges Hirnareal des limbischen Systems, das für unsere Emotionen und auch für unser Gedächtnis eine große Rolle spielt. Chronischer Stress schädigt den Hippocampus. Menschen mit stressassoziierten Erkrankungen oder posttraumatischen Belastungsstörungen haben oft einen auffallend kleinen Hippocampus. Hölzel und Lazar konnten zeigen, dass sich die graue Substanz dieses Gehirnareals durch Meditation verdichtet und wir so resistenter gegen Stress werden.

Gut gegen Stress: Senkung des Stresshormons Kortisol
Dasselbe konnte im Hinblick auf das Stresshormon Kortisol nachgewiesen werden. Kortisol ist das Stresshormon, das innerhalb der so genannten zweiten Stressachse ausgeschüttet wird, nämlich dann, wenn die Anspannung länger anhält. Durch die Kortisolausschüttung steigt der Blutzuckerspiegel und der Körper bereitet sich auf dauerhafte Energiebereitstellung vor.

Teilnehmer eines Meditationskurses hatten nach dem Kurs wesentlich geringere Kortisolwerte als die Mitglieder einer Kontrollgruppe, die nicht meditiert hatten. Dies bedeutet, dass der Körper der Meditierenden eine gesündere Stressreaktion und eine deutlich bessere Entspannungsreaktion ausweist.[17]

Dass du allein durch die Tatsache, dass du deine Augen schließt und ein paar bewusste tiefe Atemzüge nimmst, beruhigend auf deine Gehirnaktivität und auf dein Nervensystem Einfluss nehmen kannst, zeigten im Jahr 2000 drei Forscher der Medizinischen Fakultät Bangkok. Sie konnten nachweisen, dass sich tiefe Atmung bei geschlossenen Augen signifikant beruhigend auf unsere Gehirnwellen auswirkt. Teilnehmer der Studie konnten bereits durch 4 bis 6 Minuten Meditation aus dem Betawellenbereich (15 bis 38 Hz), den Gehirnwellen des normalen Wachbewusstseins, des logischen, prüfenden und bewussten Denkens und der nach außen gerichteten Aufmerksamkeit in den Alphawellenbereich (8 bis 14 Hz), den Wellen der gelösten Entspannung, des Visualisierens, des leicht meditativen Zustands kommen. Außerdem ließ sich nachweisen, dass sich tiefe Atmung bei geschlossenen Augen ebenfalls sowohl auf den Thetawellen-Bereich (4 bis 7 Hz, hier wird das Denken erheblich ruhiger, es sind die Wellen des Unterbewussten, der Meditation, des Traums, der Kreativität und Spiritualität) als auch auf Deltawellen (0,5 bis 3 Hz, die Wellen des erholsamen Tief-schlafs) positiv auswirkt.[18]

Wie der Volksmund schon weiß: Ein paar Mal tief durchatmen hilft. Das Ganze noch bei geschlossenen Augen, und schon lässt dein Samurai das Schwert sinken. Wie du ganz konkret innerhalb weniger Atemzüge zur Ruhe kommen kannst, und das nicht nur auf deinem Meditationskissen, sondern auch zwischendurch mitten im vollen Alltag, das haben wir mit dem Sixpack-Coach gezeigt.

Dass dir Meditation hilft, deinen Samurai zu beruhigen und mit inneren Impulsen gelassener umzugehen, zeigen eindrucksvoll die Forschungen des renommierten amerikanischen Psychologen und Hirnforschers Paul Ekman. Er konnte belegen, dass Meditierende nicht nur in Situationen des Ärgers, sondern auch in Schrecksituationen gelassener reagierten. Er untersuchte den sogenannten Startle-Reflex (engl. to startle = erschrecken) im Gesicht von Meditationsexperten. Normalerweise ziehen sich direkt nach einem Schreckmoment, etwa einem lauten Knall, fünf Gesichtsmuskeln zusammen, um sich gleich danach wieder zu entspannen. Besonders stark ausgeprägt ist der Startle-Reflex bei Menschen, die oft negative Gefühle empfinden, etwa Angst, Zorn, Trauer oder Ekel. Als Ekman jedoch einen buddhistischen Lama, der täglich Meditation praktiziert, einem solchen Schreckmoment aussetzte, zeigte sich in dessen Gesicht kaum eine Reaktion. Ekman folgerte daraus, dass Meditation es offenbar Menschen möglich mache, selbst automatisierte Reaktionen des Gehirns allein durch die Kraft des Willens unter vollständige Kontrolle zu bringen. Ekman stellt weiterhin fest, dass Menschen, die Achtsamkeit und Meditation praktizieren, offenbar in Stresssituationen wesentlich unangreifbarer sind bzw. über größere innere Puffer verfügen, die äußere Stressfaktoren anscheinend wie ganz von selbst auffangen und auflösen können. Durch die geübte Introspektion ist der Mensch zudem in der Lage, die Warnsignale des Körpers frühzeitig wahrzunehmen und dadurch Stressreaktionen und gesundheitliche Risiken zu minimieren.[19]

Auch auf das Herz-Kreislauf- und das Nervensystem hat die Vertiefung, die Verlangsamung und bewusste Steuerung der Atmung einen enormen Einfluss: Der Rhythmus von Atem, Herz und Blutdruck balanciert sich aus und wird in eine Kohärenz geführt, was zu einer besseren Regulationsfähigkeit des Herzens in Stresssituationen führt. Seit 25 Jahren forscht hierzu das amerikanische HeartMath-Institute mit beeindruckenden Ergebnissen. Wer tiefer in die faszinierende Thematik der Herzkohärenz eintauchen möchte, kann hier die Wesentlichen Information bekommen: www.heartmath.com

2. Konzentration

Konzentration und die Fähigkeit, einen mentalen Fokus zu halten, lassen sich durch Meditation trainieren. Und dies bereits nach relativ kurzer Trainingszeit, wie Forscher der University of Carolina herausfanden. Sie ließen ihre Probanden nur 4 Tage lang 20 Minuten meditieren, während in dieser Zeit eine Kontrollgruppe „Der kleine Hobbit" als Hörbuch vorgesetzt bekam. Vor und nach dem Programm maßen die Forscher die visuelle Aufmerksamkeit, Wachsamkeit und die Gedächtnisleistung. Bei der Meditationsgruppe war eine deutliche Verbesserung geistiger Funktionen zu erkennen. In allen Tests erzielten sie durchgängig bessere Ergebnisse als die Kontrollgruppe, in den anspruchsvollsten Tests schnitten sie sogar zehnmal besser ab, etwa wenn sie sich für längere Zeit an etwas erinnern sollten, während sie sich dabei auf etwas Anderes konzentrieren mussten.[20]

Zu ähnlichen Ergebnissen gelangte eine Studie, die mit einer Gruppe von Meditierenden und einer Kontrollgruppe einen so genannten „Attentional-Blink-Test" durchführte.

Meditierende können sich offenbar besser auf eine ihnen vorgelegte Aufgabe oder Situation konzentrieren und sind sowohl im Alltagsleben als auch im Berufsleben achtsamer und aufmerksamer, wie Judson A. Brewer von der Yale University sagt: „Die Meditations-Erfahrenen haben offenbar einen neuen Normalzustand entwickelt, in dem es mehr gegenwartsbezogene Aufmerksamkeit und weniger selbstbezogene, abschweifende Gedanken gibt."[21] Dies liegt nach Ansicht der Forscher um Brewer daran, dass die Gehirnbereiche regelmäßig meditierender Menschen stärker miteinander verknüpft sein. Das zentrale Netzwerk von Gehirnzellen, der so genannte Default-Modus, sei bei häufig Meditierenden anders als der Normalzustand und sei durch Meditation positiv veränderbar.

Außerdem führt die Meditation zu einer deutlich verbesserten Isolierung der Nervenzellfortsätze, genannt Axone, was zu einer schnelleren Durchleitung von neuronalen Signalen führt. Dies zeigen Untersuchungen der Universität der Texas Tech University in Lubbock, die diese Untersuchungen im Vergleich mit herkömmlichen reinen Entspannungsübungen durchführten und aufzeigen konnten, dass die Meditation in der Wirkung auf die Kognitionsleistung offenbar deutlich effektiver wirkt als reine Entspannungsmethoden wie etwa autogenes Training oder die progressive Muskelentspannung.

Bewusste Entscheidung: den mentalen Fokus ausrichten
Wenn wir in der Meditation den mentalen Fokus auf ein Objekt ausrichten (Atmung, Mantra, Körper o.ä.), verlagern wir die Aktivität unseres Gehirns in einen höchst spannenden Teil: den präfrontalen Kortex. Dr. Joe Dispenza beschreibt diesen Teil des Gehirns in seinen Büchern *Ein neues Ich* und *Schöpfer der Wirklichkeit* als unsere Kommandozentrale. Ist er aktiv, hat er die Fähigkeit, die Aktivität des gesamten restlichen Gehirns herunterzufahren und auszugleichen. Wie ein Dirigent, der ein Orchester anweist, in dem eben noch jeder seine eigene Melodie gespielt hat. Deinen mentalen Fokus auszurichten heißt, dass du dem Dirigenten des Gehirns die Anweisung gibst, für Ruhe zu sorgen.

3. Bessere Beziehungen

Das gesteigerte Körpergefühl und die bessere Introspektion befähigt den Menschen offenbar zu einer besonderen Kompetenz: der emotionalen Intelligenz – ein Begriff, den der amerikanische Psychologe Daniel Goleman geschaffen hat. Sie bezeichnet die Fähigkeit zur Empathie, und damit zur Kompetenz der Konfliktlösung und Kommunikation.

Dem wütenden Samurai freien Lauf zu lassen, also dem inneren Reiz beispielsweise des Ärgers zu folgen und entweder zu kämpfen oder wegzurennen, kann uns auf Dauer sehr schaden, wie die moderne Forschung weiß. Vor allem Wissenschaftler aus den Fachgebieten der Neurologie und Psychologie erklären uns deutlich, was geschieht, wenn wir unserem Ärger einfach freien Lauf lassen. Jede negative Emotion wirkt über Neurotransmitter wie ein Gift in jeder Zelle des Körpers. So etwa schwächen negative Emotionen das Immunsystem. Dr. Wighard Strehlow, Autor und Gründer des Hildegard Zentrums in Allensbach am Bodensee etwa schreibt dazu: „Menschen, die oft Ärger, Einsamkeit, Frust und Wut empfinden oder ständig unter Druck stehen, sind anfälliger für Krankheiten, denn Stress, psychische Belastungen, negative Erlebnisse, ja sogar traurige Erinnerungen senken den Blutspiegel von Immunglobulin A (IgA), des humoralen Abwehrsystems, die für die allgemeine Abwehrkraft verantwortlich sind."[22]

Nach einer Studie von Lorr, Douglas, McNair und Heuchert aus dem Jahr 2003 reduzieren sich durch ein 8-wöchiges Meditationstraining

- negative Emotionen um 40-54%
- Verwirrung um 40 %
- Ängstlichkeit um 52%
- Depression um 53%
- Wut um 54%
- Müdigkeit um 30%

All das passierte, während sich die Lebensfreude der Teilnehmer um bis zu 28% steigerte.[23]

Auch an deutschen Universitäten werden seit einiger Zeit Untersuchungen durchgeführt, die die Wirksamkeit der Meditation bestätigen. Vorreiter ist hier die Universität Gießen. Der Psychologe Ulrich Ott wies ebenso wie Lazar nach, dass Meditation zu einer regionalen Akkumulation von grauer Hirnsubstanz führt und erklärt, dass durch die Meditationspraxis besonders die Regionen des Gehirns gestärkt werden, die für das Erleben und die Verarbeitung von Emotionen verantwortlich sind. Meditierende haben demnach ein stärkeres Einfühlungsvermögen und können ihre negativen Emotionen wie Angst, Ärger, Hass und Trauer besser kontrollieren. Auch behauptet Ott, Meditation führe zu einem verstärkten Selbstvertrauen und einem besseren „Körpergefühl", „ein zentrales Element des eigenen Selbstbewusstseins und ein wichtiger Bezugspunkt unserer Ich-Identität."[24]

Die deutsche Psychologin Tanja Singer erforscht seit einiger Zeit die buddhistische Metta-Meditation, d.h. Meditation über Mitgefühl und liebende Güte. Sie konnte nachweisen, dass Menschen, die auf diese Weise meditieren, eine höhere Sozialkompetenz zeigen, sich besser in andere Menschen einfühlen können und weniger selbstbezogen und egoistisch denken, fühlen und handeln als andere Menschen, die dies nicht tun.

4. Glück

Der älteste Star der Meditationswissenschaftler-Szene ist Richard Davidson. Er hat als Professor für Psychologie schon meditiert, als allein das Wort – besonders in der wissenschaftlichen Szene – noch völlig verpönt war. Deswegen meditierte er heimlich. Erst später machte er seine eigene Praxis und sein Interesse als Forscher im Bereich der Meditation und deren Auswirkungen auf das Gehirn öffentlich. Seit den 80er Jahren forscht er zu diesem Thema an der University of Wisconsin in Madison.

Davidson beschreibt in seinen Untersuchungen, dass Meditierende eine größere Aktivität im linken Frontalkortex – einem Teil der Großhirnrinde links hinter der Stirn – aufweisen, was, wie er in etlichen vorherigen Versuchen zeigte, ein Signal für eine gute Grundstimmung, einen „positiven Gefühlsstil" ist. Bei Menschen mit Tendenzen zur Depression und zum Unglücklichsein hingegen dominiert der rechte Frontalkortex. Menschen, die eine stärkere Hirnaktivität im linken Frontalkortex aufweisen, können offensichtlich negative emotionale Erlebnisse schneller verarbeiten, was sich etwa beim Betrachten von Katastrophenfotos zeigt. Davidson konnte nachweisen, dass sich bei sämtlichen Versuchspersonen nach einem achtwöchigen Meditationstraining die Aktivität im Frontalkortex von rechts nach links verlagerte, was sich danach auch in ihrer emotionalen Grundstimmung bemerkbar machte. Die Ängste der Probanden nahmen insgesamt ab und Gefühle des Glücks, der Lebensfreude, der Heiterkeit nahmen zu. Seitdem ist Davidson der Überzeugung, dass die Praxis von Meditation und Achtsamkeit den Menschen, der sie praktiziert, glücklicher macht: „Glück ist eine Fertigkeit, die sich lernen lässt wie eine Sportart oder ein Musikinstrument. – Wer übt, wird immer besser."[25]

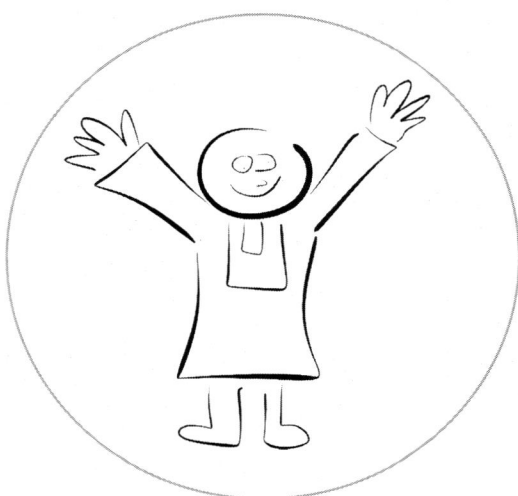

Meditation gegen Depression

Entgegen der langläufigen Ansicht, Meditation sei nur für Menschen mit stabiler Psyche geeignet, konnte die Wissenschaft nachweisen, dass die Methode der achtsamen Innenschau sogar das Leiden schwer depressiver Menschen verringern kann. Schon im Jahr 1990 veröffentlichte die Psychologin Marsha Linehan eine Reihe von Studien, die zeigten, dass eine Therapie mit der Zen-buddhistischen Achtsamkeitsmethode namens „Selbstakzeptanz" (radical acceptance) das Risiko der stationären Einweisung und auch die Anzahl der Selbstmordversuche bei suizidalen Patienten erheblich senken konnte.[26]

Im Jahr 2000 führte eine Gruppe von Wissenschaftlern aus Kanada, Wales und England namens Segal, Williams und Teasdale eine Studie durch, die aufzeigte, dass acht wöchentlich durchgeführte Achtsamkeitssitzungen die Rückfallquote bei Menschen, die dreimal oder öfter eine Depression hatten, zur Hälfte reduzieren konnten.

Gemeinsam mit Jon Kabat-Zinn veröffentlichten sie das Buch „Der achtsame Weg durch die Depression."

Im Jahr 2012 wurden die wissenschaftlichen Experimente Richard Davidsons in dem hochgeachteten Dokumentarfilm „Free the Mind" beschrieben. Davidson ließ eine Gruppe von hochtraumatisierten Kriegsveteranen, die in Afghanistan und im Irak gekämpft hatten, ein siebentägiges Achtsamkeitstraining machen. Nach dem Training zeigte sich, dass sich die Befindlichkeit der Veteranen um 40-70 % gebessert hatte.[27]

5. Gesundheit

Durch das Geistestraining haben wir Einfluss auf unser Wohlbefinden. Natürlich wirkt sich das auch direkt auf unsere körperliche Gesundheit aus. Hier einige Beispiele:

Verbessertes Immunsystem
Über die medizinische Wirkung der Meditation wurde in den letzten Jahren viel Forschungsarbeit geleistet. Der amerikanische Psychologe Richard Davidson fand gemeinsam mit Jon Kabat-Zinn heraus, dass Meditation zu einer Vermehrung der Antikörper im Blut führt und somit das Immunsystem und die Selbstheilungskräfte des Körpers stärkt. Sie gaben in ihrer Studie den Teilnehmern eines achtwöchigen Meditationskurses sowie einer Gruppe, die diesen Kurs erst später machen durfte, eine Grippeimpfung.

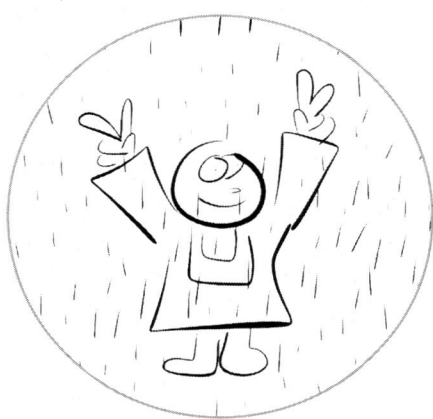

Nach Abschluss des Kurses nahmen sie beiden Gruppen Blut ab. Dabei wurde sichtbar, dass die Teilnehmer des Meditationskurses deutlich mehr Antikörper im Blut hatten als die Gruppe, die erst nach dem Versuch den Meditationskurs besuchen durfte.[28]

Verbesserte Blutdruckwerte
2005 konnte an der Universität Würzburg nachgewiesen werden, dass Meditation erhöhten Blutdruck senken kann. Hierzu ließen die Forscher die Hälfte einer Gruppe von Menschen mit stressbedingtem Bluthochdruck zweimal pro Tag jeweils 40 Minuten lang eine Meditation in Kombination mit Atemtechniken praktizieren. Nach acht Wochen Training war der Blutdruck der Meditierenden so stark gesunken, „wie man es sonst nur mit Medikamenten hinbekommt", sagte Wolfram Voelker, der Forschungsleiter. Der Blutdruck der Kontrollgruppe, die nicht meditiert hatte, blieb dagegen unverändert hoch.[29]

Kürzere Rekonvaleszenz
Diverse Studien belegen, dass Achtsamkeit und Meditation helfen, sich schneller von Krankheiten, etwa Herzerkrankungen, zu erholen und sogar ein besserer Umgang mit Schmerzen möglich ist, etwa Rückenschmerzen und Migräne. Hierzu hat Stefan Schmidt, Komplementärmediziner an der Uniklinik Freiburg, wunderbare Arbeit geleistet.[30]
In der Tradition der MBSR-Kurse nach Jon Kabat-Zinn wurde sogar eine eigene Therapieform entwickelt, wie man sich durch Meditation und Achtsamkeit Schritt für Schritt von Krebs und anderen Erkrankungen

schneller erholen kann. Nachlesen kannst du das in dem Buch: Mindfulness-Based Cancer Recovery von Linda Carlson (PHD) und Michael Speca (PHD).

6. Ein langes Leben

Auch auf der Ebene der Zellen lassen sich die Wirkungen der Meditation nachweisen. Die Chromosomen haben in ihren Enden schützende Proteinverbindungen mit dem Namen Telomere. Sie sind die Strukturelemente der DNA und sind für die Stabilität der Chromosomen. Die Länge dieser Telomere ist wesentlich dafür verantwortlich, wie krank oder gesund der Körper ist im Bezug auf Herz-Kreislauf-Erkrankungen, Diabetes, Alzheimer oder Krebs. Ebenso hängt die Länge der Telomere eng damit zusammen, ob wir alt werden, wie schnell der Körper altert und wie lang er lebt.[31]

Menschen, die eine Krebserkrankung überlebt hatten, zeigten nach einem Meditationstraining eine deutliche Verlängerung der Telomere. Neurologen gehen heutzutage davon aus, dass Stress eine direkte Auswirkung auf die Länge der Telomere hat, also zur Verkürzung der Telomere beiträgt. Auf der anderen Seite geht die Wissenschaft davon aus, dass die Reduzierung von Stress einen direkten Einfluss auf das Enzym Telomerase hat. Von diesem Enzym ist bekannt, dass es der Verkürzung der Telomere entgegenwirkt, indem es den schrumpfenden Telomeren DNA hinzufügt. Kurz gesagt: Meditation hilft dir erwiesenermaßen, tödlichen Krankheiten vorzubeugen, hilft dem Körper langsamer zu altern und verlängert dein Leben.[32]

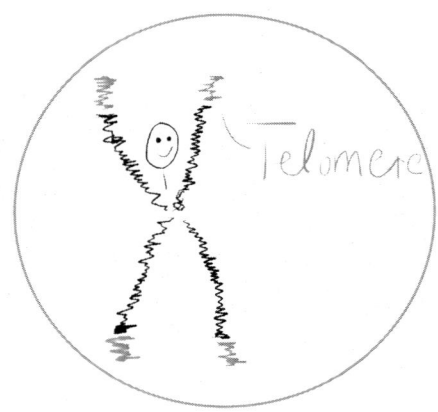

Du kannst durch Meditation deine Gene beeinflussen
Richtig gelesen: du bist in der Lage, durch Meditation deine Gene zu beeinflussen. So mächtig bist du.
Dass die Genaktivität keine Einbahnstraße ist und wir keinesfalls unserem genetischen Code ausgeliefert sind, haben amerikanische Forscher der Epigenetik schon vor Jahren bewiesen. Sie stellten fest, dass sehr wohl Faktoren außerhalb der DNA Veränderungen an dieser hervorrufen können, beispielsweise Magnetfelder, Herzkohärenz und positive Mentalzustände wie Meditation.

Besonders der amerikanische Entwicklungsbiologe und Stammzellforscher Bruce Lipton tat sich in der Epigenetik durch die Aussage hervor, dass Gene und die DNA durch Gedanken und Einstellungen eines Menschen beeinflusst werden können.[33]

Meditation wirkt sich demnach auf die Genexpression aus, also darauf, welche Proteine ein Gen baut. So konnte ein Forscherteam aus den USA und Europa 2013 feststellen, dass Achtsamkeitspraxis die Genexpression senkt, die mit Entzündungsreaktionen zusammenhängt. Entzündungsfördernde Gene konnten herunterreguliert oder ganz unterdrückt werden.[34]

Ein weiteres amerikanisches Forscherteam konnte feststellen, dass Meditation eine direkte Wirkung auf jene Gene hat, die für die Immunfunktion, den Energiestoffwechsel und die Insulinausschüttung zuständig sind. Schon täglich 20 Minuten Meditationstraining über 8 Wochen könne einen signifikanten Einfluss auf den Stoffwechsel haben.[35]

Gäbe es eine Pille, die all das oben beschriebene bewirken könnte, wäre sie nicht der Renner? Garantiert würden sich die Pharmakonzerne daran mehr als nur goldene Näschen verdienen. Das Schöne ist: Diese nie zur Neige gehende Pille tragen wir alle ein Leben lang bei uns. Wir müssen sie nur nutzen. Wenn du beginnst, deinen Sixpack im Kopf zu trainieren, wirst du ein Wunder erleben. Du wirst eine Veränderung spüren. Und nicht nur Du, auch die Menschen um dich herum. Mit nur ein paar Minuten Meditation am Tag kannst du dich vom Stress befreien und glücklicher werden. Und je mehr Verantwortung du in deinem Leben trägst, je mehr du um die Ohren hast, je mehr Stress du hast, desto mehr brauchst du Meditation. Sie reduziert nicht nur Stress, sie befähigt dich auch, mit den Herausforderungen deines Alltags besser umzugehen.
Vielleicht findest du jetzt genau wie wir, dass es sich absolut lohnt, für den Sixpack im Kopf zu trainieren? Es macht Sinn, es ist erforscht und die Wirkungen sind enorm.

Fazit Kapitel 6

- Auch die Wissenschaft hat das gewaltige Potential der Meditation erkannt.

- Meditation wirkt sich positiv auf dein Gehirn – und damit auf dein ganzes Sein aus.

- Meditation ist nicht nur gut gegen Stress, sondern stärkt deine Gesundheit, deine Konzentration, deine Beziehungen, macht dich glücklicher und schafft dir ein langes Leben.

Kapitel 7

Das bringt dein Sixpack anderen Menschen

Mach deine Meditation zum Werkzeug für eine bessere Welt

Der Mensch ist ein Teil des Ganzen, das wir Universum nennen – ein in Raum und Zeit begrenzter Teil. Wir erfahren uns, unsere Gedanken und Gefühle als etwas vom Rest Getrenntes – eine Art optischer Täuschung des Bewusstseins. Diese Täuschung ist für uns eine Art Gefängnis, die uns auf unsere persönlichen Wünsche, und auf die Gefühle für die wenigen Personen reduziert, die uns am nächsten sind. Unser Ziel muss es sein, uns aus diesem Gefängnis zu befreien, indem wir den Kreis unserer Nächstenliebe so erweitern, dass er alle lebenden Wesen und das Ganze der Natur in ihrer Schönheit einschließt. Der wahre Wert eines menschlichen Wesens wird bezeichnet durch das Maß und den Sinn, in dem es Befreiung vom Selbst erlangt hat. Wir werden eine grundlegend neue Art des Denkens notwendig haben, wenn die Menschheit überleben soll.

Albert Einstein

Nun bist du ein Pionier. Du bist die Reise bis zum Ende gegangen – und doch ist sie nicht zu Ende. Denn jetzt geht es um ein Thema, das uns ganz besonders am Herzen liegt. Immer wieder hören wir, Meditation sei egoistisch. Es kursiert immer noch die irrtümliche Annahme, Meditation sei ein egoistischer Akt für Selbstverliebte, in dem das Ego um sich selbst kreist und die Welt mit ihren Nöten vergisst und andere Menschen außer Acht lässt. Das Gegenteil ist der Fall und wir möchten, dass du als Pionier das voll und ganz nachvollziehen kannst. Denn auch dieser Gedanke kann uns davon abhalten, uns hinzusetzen und es zu tun. Warum Meditation nicht egoistisch, sondern vielmehr sehr altruistisch ist, erfährst du in diesem letzten Kapitel.

Wir beginnen viele Meditation, die wir in unserem Studio anleiten, mit dem Satz: „Ich praktiziere zum Wohl aller Lebewesen." Dieser Einstiegssatz ist eine freie Übersetzung des bekannten Sanskrit-Mantras: Lokah samastah sukhino bhavantu (Mögen alle Lebewesen glücklich sein.), was viele Yogalehrer in Indien und auf der ganzen Welt vor und nach einer jeden Yogastunde sprechen, eben um sich die reine altruistische Motivation immer wieder zu vergegenwärtigen.

Der letztendliche Zweck der Meditation geht also weit über mein eigenes Wohl hinaus. Dann wird jede Meditation zur Liebeserklärung an das Leben und alle Lebewesen. Wenn dir der soziale Aspekt der Meditation ebenso ein wichtiges Anliegen ist wie uns, laden wir dich herzlich ein, vor deinen Meditationen ebenfalls diese kurze Formel zu sprechen. Selbstverständlich

In jedem
Menschen
ist Sonne.
Man muss sie
nur zum Leuchten
bringen.

Sokrates

kannst du es auch abkürzen, ein herzliches: „Zum Wohle aller" ist genau so wirkungsvoll.

Das Motiv der Meditation ist also bereits ein soziales. Wir als Meditierende machen dies genau deshalb, weil wir uns eine bessere, eine gerechtere und eine friedlichere Welt wünschen. Aber dieser Frieden muss im eigenen Inneren beginnen.

Wenn du meditierst und bei nächster Gelegenheit deine Mitarbeiter, Partner oder den Autofahrer vor dir zur Schnecke machst, dann meditierst du nicht wirklich. Meditation zeigt uns, wie wir uns selbst in friedlichere Menschen verwandeln können. Erst dann, wenn unser eigener Geist friedlich und ruhig ist, können wir auch in unserem Wunsch, die Welt im Außen zu verändern, authentisch sein und erst dann werden wir etwas wirklich Phantastisches bewirken können.

Durch das Training der Meditation schulen wir unser Körpergefühl, steuern unsere Emotionen in eine heilsame Richtung und schulen uns in Freundlichkeit. Man kann Meditation und Achtsamkeit sogar als Schulung in Freundlichkeit definieren. Wenn ich mit meinem eigenen Körper und Geist Frieden geschlossen und ein positives Körpergefühl entwickelt habe, kann ich wesentlich nachhaltiger mit anderen Menschen Frieden schließen und durch mein friedliches Wesen einen echten Beitrag zum Frieden in der Welt leisten.

Ich (Nicole) habe dieses Wunder der Meditation selbst erfahren. Durch Meditation habe ich gelernt, meine Eltern voll und ganz so anzunehmen, wie sie sind, und das damals schwierige Verhältnis zu meiner Mutter in ein liebevolles und dankbares transformieren können. Plötzlich konnte ich wirklich verstehen, warum sie so sind, wie sie sind: Kriegskinder, mit einer immer noch im Herzen wohnenden Sehnsucht nach Ordnung. Ich konnte vollkommen verzeihen und kaum etwas in meinem Leben hat mich mehr befreit als das.

Als das Herz der Lehre des Buddha gilt die Praxis von Mitgefühl und liebender Güte (Sanskrit: maitri, Pali: metta). Hierzu gibt es eine eigene Meditation, die du am Ende dieses Kapitels findest.
Der soziale Aspekt der Meditation wird auch in den Yoga-Sutras (400-200 v. Ch.) sehr deutlich gemacht. Der Verfasser der Yoga-Sutras, Patanjali, lädt bereits vor der eigentlichen Meditation dazu ein, die soziale Frage in die Meditation miteinzubeziehen. Das erste und oberste Prinzip (Sanskrit: parama dharma), das vor der Meditation beachtet werden muss, heißt Ahimsa: Gewaltlosigkeit. Darin eingeschlossen ist auch die positive Umkehrung des Wortes: also eine bewusste Haltung der Freundlichkeit und Friedlichkeit. Das heißt auch, dass wir aktiv zu mehr Friedlichkeit, Freundlichkeit, Respekt und Mitgefühl beitragen wollen – in all unseren täglichen Handlungen, in unserer Kommunikation, ja sogar (die Yogis werden nicht müde, dies zu betonen) in Gedanken über einander. Glückliche Menschen sind freundliche und friedliche Menschen.

Meditation macht das Gehirn und das ganze Wesen des Menschen glücklicher und damit freundlicher und friedlicher. Und wenn du als Pionier glücklicher und freundlicher bist, dann strahlst du das auch in deine

Umgebung aus. Und das bleibt nicht unbemerkt. Du hast einen direkten Einfluss auf die Menschen um dich herum. Und sogar noch weit darüber hinaus, wie Studien und Experimente der letzten Jahrzehnte eindrucksvoll belegen. Denn du kannst nicht nur deinen eigenen Samurai bezwingen, sondern einen Beitrag zum Frieden in der Welt leisten.

Dass Meditation keineswegs nur ein auf sich selbst bezogener Prozess ist, sondern dass sie auch einen gesellschaftlichen Aspekt hat und ein soziales Ereignis ist, wurde bereits vielfach erforscht.[36] Es gibt mittlerweile mehr als 50 Projekte und mehr als 20 wissenschaftliche Studien zu der Tatsache, dass sich, wenn große Gruppen von Menschen zeitgleich auf Frieden und Liebe meditieren, sich in der Umgebung tatsächlich messbar mehr Frieden und Liebe einstellen.

Zuerst bekannt wurde dieser Aspekt der Meditation durch den sogenannten Maharishi-Effekt. Der Meditationslehrer Maharishi Mahesh Yogi, dem Begründer Transzendentalen Meditation, der in den 70er und 80er Jahren weltweit großes Aufsehen erregte und unter anderem Lehrer der Beatles war, behauptete, dass jede Meditation allein dadurch, dass sie praktiziert werde, einen positiven und entspannenden Einfluss auf die Umgebung habe. Das sei vor allem dann deutlich sichtbar, wenn viele Menschen zur selben Zeit oder am selben Ort zum Thema Frieden meditierten. Gibt uns Meditation etwa die Möglichkeit, im Angesicht der derzeitigen weltweiten Konflikte und Gewaltexzesse ganz aktiv etwas für Frieden zu tun, statt sich beim Blick auf die Welt hilflos zu fühlen und sich über die Medien mit immer neuen Katastrophen füttern zu lassen?

Im Jahr 1972 meditierten mehrere Tausend, speziell in der TM (Transzendentalen Meditation) geschulte Menschen in 11 Städten der USA mit der Absicht, ihre Mitbürger positiv zu beeinflussen. Mit Hilfe von Daten des FBI konnte festgestellt werden, dass die Kriminalitätsraten im Vergleich zu Städten ohne Meditation während dieser Zeit signifikant zurück gegangen waren, zum Teil sogar bis zu 70%.[37] In den Folgejahren kam es in den USA immer wieder zu ähnlichen Projekten, etwa 1978, als eine Gruppe von 7000 Menschen über 3 Wochen lang meditierte und bewirken konnte, dass während der Dauer der Meditationsveranstaltung die Kriminalitätsrate, die Gewalttaten und die Unfälle in der Umgebung um durchschnittlich 16% reduziert wurden, ebenso sanken die Suizidraten und die Anzahl der Autounfälle.

1988-1993 taten sich TM-Meditierende (Transzendentale Meditation) in Merseyside, der damaligen „kriminellen Hauptstadt" Englands zusammen, um regelmäßig zwei Mal am Tag zu meditieren und somit die Menschen in der Stadt zu beeinflussen. Während dieser 5 Jahre sank die Kriminalitätsrate der Stadt signifikant, während sie im gleichen Zeitraum in anderen Städten rasant anstieg. Nach den 5 Jahren hatte Merseyside die niedrigste Kriminalitätsrate Englands und die niedrigste Selbstmordrate, während sich die Wirtschaft verbesserte. Wissenschaftler hatten damals errechnet, dass während dieser Zeit 255.000 Verbrechen verhindert worden waren.[38]

Ein besonders beeindruckendes Beispiel der positiven Auswirkung von Meditation auf das Umfeld ist das sogenannte „Lebanon Peace Project" 1983. Zwei Monate (August und September) kamen täglich speziell geschulte Meditierende in Jerusalem zusammen, um in der von Krieg, Unruhen und Massakern geprägten Region Frieden auszustrahlen. Eine Studie konnte belegen, dass an Tagen, an denen viele Teilnehmer dabei waren, die Zahl der Kriegstoten um 76% zurückging, die Kriminalitätsrate sank, Brände und Terrorangriffe und sogar Verkehrsunfälle abnahmen, stattdessen das Wirtschaftswachstum stieg. In den folgenden zwei Jahren wurde dieses Experiment sieben Mal wiederholt und immer wieder kam es zu den gleichen Ergebnissen.[39]

Erklären lässt sich der sogenannte Maharishi-Effekt mit dem aus der Physik bekannten Feldeffekt, nachdem jedes Material ein elektrisches Feld um sich herum hat. Diese Felder beeinflussen sich gegenseitig – du erinnerst dich? Im Kapitel 4 Schritt 4 haben wir bereits in Zusammenhang mit der Herzatmung geschrieben, dass sich das elektromagnetische Feld des Herzens auf andere Menschen auswirken kann. Jemand, der meditiert, verändert sein elektrisches Feld und erhöht seine Schwingung. Hohe Schwingung transformiert niedrige Schwingung. Außerdem kommt dazu, dass Bewusstsein eine formende, schöpferische Kraft hat. Was du dir vorstellst, kann Wirklichkeit werden. Insofern ist es nur logisch, dass von auf Frieden meditierenden Menschen, wenn es genug sind, eine hohe Kraft ausgeht.[40]

Kapitel 7

Zwischen dem 7. Juni und 23. Juli 1993 fand ein weiteres Experiment in Washington D.C. statt. Dort waren die Gewaltdelikte in den Monaten vor der Studie immer weiter angestiegen. Bis zu 4000 speziell geschulte Teilnehmer der TM fanden sich regelmäßig zur Meditation zusammen, um die Gewaltverbrechen um bis zu 20 % zu senken. Der damalige Chef der Washingtoner Polizei hatte behauptet, das einzige, was die Verbrechensrate um 20 senken würde, wären 20 cm Schnee (es herrschte allerdings glühende Sommerhitze). Doch schon eine Woche nach Beginn der Gruppenmeditation begann die Gewaltstatistik zu sinken. Nach Auswertung der FBI Uniform Crime Statistics nahmen Morde, Vergewaltigungen und schwere Überfälle während der Zeit der Gruppenmeditation um bis zu 23,3 % ab. Nachdem das Projekt im Juli beendet wurde, stieg die Statistik wieder an.[41]

Hierzu muss allerdings gesagt werden, dass die Forschung der TM-Wissenschaftler z.T. von anderen Forschern angezweifelt werden.[42]

Wir allerdings sind überzeugt, dass Meditation diese Kraft haben kann. Wer einmal erlebt hat, wie sich Energie im Raum verändert, wenn 10, 20, 850 oder 1500 Menschen auf einmal ihren Geist beruhigen und ihr Herz öffnen, hat keinen Zweifel mehr am sogenannten Feldeffekt.

In der uralten Philosophie des Vedanta, der bedeutendsten Philosophieschule Indiens, wird dieser Feldeffekt übrigens auch erklärt: Meditation bedeutet hier die Überwindung einer jeglichen Trennung im Leben. Wenn Meditation und das Leben eins sind, dann bist du, wenn du spazieren gehst, in Kontakt mit den Blumen, mit den Bäumen, mit den

Wolken, mit der Sonne und mit den Regentropfen. Das Denken geht in ein Fühlen über. Wenn du einem Menschen zuhörst oder mit einem Menschen sprichst, dann bist du ganz und gar in Verbindung mit diesem Menschen – und zwar nicht nur über den Verstand, sondern vor allem über das Herz. Auch aus der Perspektive der modernen Quantenphysik nach Einstein und Heisenberg gibt es auf der subatomaren Ebene keine Trennung zwischen Dingen, Gegenständen oder Lebewesen. Es gibt lediglich Energie in gegenseitigen Beziehungsverflechtungen. Es ist ein Tanz von Protonen und Elektronen umeinander und miteinander. Der deutsche Physiker Hans Peter Dürr, ein Schüler von Heisenberg, geht sogar so weit, zu behaupten, dass es aus der Perspektive der modernen Physik keine Materie gibt (und genau so behauptet es die Philosophie des Vedanta[43]):

„Materie ist im Grunde nicht Materie. Deshalb habe ich eingangs erwähnt: Ich habe fünfzig Jahre über Materie gearbeitet, die es gar nicht gibt. Wir können uns das nicht vorstellen…. Es gibt nur Beziehungsstrukturen, es gibt keine Objekte. Die Frage, was ist und was existiert, kann so nicht mehr gestellt werden."[44]

Im Zustand der Meditation ist genau das, was Dürr aus der Sicht eines Naturwissenschaftlers beschreibt, das Lebensgefühl. Wenn das Leben Meditation wird, fühle ich mich von nichts mehr getrennt. Ich fühle mich in Verbindung mit mir selbst, in Verbindung mit jedem Lebewesen und in Verbindung mit dem Leben selbst. Das ist die Befreiung aus dem Gefängnis des Getrenntseins, von dem Albert Einstein im obigen Zitat spricht.

Meditationen, mit denen du deine Verbindung mit anderen Menschen stärken kannst

Mit dem Sixpack-Training hast du eine kraftvolle und gleichzeitig einfache Meditationsmethode, die du jederzeit völlig frei, d.h. ohne weitere Anleitung praktizieren kannst. Deinen Atem und dein Kraftwort hast du jederzeit dabei, du kannst beides nicht verlieren, es kann dir auch niemand wegnehmen und es ist so einfach, dass dich niemand hineinführen oder anleiten muss.
Falls du einmal etwas anderes ausprobieren möchtest: Wir haben hier zwei weitere Meditationen zusammengestellt, die wir persönlich so schön und kraftvoll finden, dass wir sie dir nicht vorenthalten möchten.

1) Einheits-Meditation Unity – Einheit mit allem

Die Meditation *Unity – Einheit mit allem* hat die Kraft, dich aus dem scheinbaren Zustand des Getrenntseins, der Isolation und des Alleinseins herauszuführen, in ein Gefühl der Verbindung, der Gemeinschaft, der Einheit mit allem, was uns umgibt und somit mit dem Weltganzen, mit dem Kosmos.

Übung

Komm in einen bequemen und aufrechten Sitz. Vertiefe deine Atmung. Bring deine Aufmerksamkeit nach innen. Stell dir nun vor, wie du über deine Atmung verbunden bist mit allen Menschen, die sich in diesem Raum befinden – mit allen Menschen, die sich in diesem Gebäude befinden – mit allen Menschen in dieser Straße – mit allen Menschen in dieser Stadt – mit allen Lebewesen in dieser Stadt und ihrem Umkreis – mit allen Tieren, den Vögeln auf den Dächern, den Hunden auf der Straße, den Kühen, Schafen und Pferden auf den Feldern – mit allen Bäumen, allen Pflanzen, allen Blumen auf den Wiesen, allen Gräsern auf den Feldern.

Nimm wahr, wie du über deine Atmung verbunden bist mit allen Menschen dieses Landes, mit allen Menschen dieses Kontinents, mit allen Menschen dieser Erde – mit allen Tieren dieser Erde – in der Luft, auf dem Land und im Wasser – mit allen Bäumen dieser Erde – mit allen Pflanzen, allen Blumen und allen Gräsern – mit allen Bergen und Tälern – allen Felsen und Flüssen – allen Steinen und Wüsten – mit dem Wind, dem Feuer, den Ozeanen, mit der ganzen Erde – mit dem ganzen Kosmos, dem gesamten Universum.

Fühle diese Einheit. Spüre sie in jedem Organ, in jeder Blutbahn, in jedem Körperteil, in jeder Zelle des Körpers. Genieße dieses Gefühl der Verbundenheit in jedem Atemzug. Spüre die Freude, die jetzt in

> dir entsteht und genieße diese Freude der Verbundenheit, der Einheit mit allem.
>
> Erkenne und fühle die Wirklichkeit dieser Einheit und die Illusion jeder Trennung. Du bist verbunden, du bist eins mit allen Menschen, mit allen Tieren, mit allen Pflanzen, mit allen Mineralien, mit der ganzen Erde, mit dem gesamten Universum.

2) Die Metta-Meditation

Eine Meditation über Mitgefühl und liebende Güte.

> ### Übung
>
> Komm in einen ruhigen, bequemen und aufrechten Sitz und achte darauf, dass du in den nächsten Minuten nicht gestört wirst.
>
> Das Gesicht und deine Schultern sind entspannt,
> schenk dir ein Lächeln.
> Stell dir vor, du schaust dir selbst ins Gesicht als würdest du in den Spiegel schauen. Schau dich an!
> Und sprich zu dir selbst: „Möge ich glücklich sein. Möge ich in Frieden und in Fülle leben. Möge ich befreit sein vom Leiden. Möge

Möge ich glücklich sein. Möge ich in Frieden und in Fülle leben. Möge ich befreit sein vom Leiden".
Stell dir als nächstes einen Menschen vor, der dir sehr nahesteht. Ein konkreter Mensch. Der Mensch, der in deinem Leben am wichtigsten ist für dich. Stell dich in deiner Vorstellung vor diesen Menschen hin. Schau diesem Menschen ins Gesicht, in die Augen und sprich zu ihm oder ihr die gleichen Worte: „Mögest du glücklich sein. Mögest du in Frieden und in Fülle leben. Mögest du befreit sein vom Leiden. Mögest du glücklich sein. Mögest du in Frieden und in Fülle leben. Mögest du befreit sein vom Leiden."
Stell dir jetzt einen Menschen vor, mit dem du eine neutrale Beziehung hast. Ein konkreter Mensch, den du kennst, mit dem dich aber nicht sehr viel verbindet. Vielleicht ein Arbeitskollege, vielleicht der Bäcker von nebenan, die Frau vom Kiosk oder der Hausmeister. Ein konkreter Mensch. Stell dich vor diesem Menschen auf, schau diesem Menschen ins Gesicht, in die Augen und sprich zu ihm oder ihr genau die gleichen Worte: „Mögest du glücklich sein. Mögest du in Frieden und in Fülle leben. Mögest du befreit sein vom Leiden. Mögest du glücklich sein. Mögest du in Frieden und in Fülle leben. Mögest du befreit sein vom Leiden."
Stell dir als nächstes einen Menschen vor, mit dem du zurzeit eine problematische Beziehung hast. Vielleicht seid ihr in Streit, vielleicht seid ihr in unklaren Verhältnissen. Eine Person mit der du unange-

Kapitel 7

nehme Gefühle verbindest. Stell dich vor diesem Menschen hin in deiner Vorstellung, schau diesem Menschen ins Gesicht, in die Augen und sprich zu diesem Menschen die gleichen Worte: „Mögest du glücklich sein. Mögest du in Frieden und in Fülle leben. Mögest du befreit sein vom Leiden. Mögest du glücklich sein. Mögest du in Frieden und in Fülle leben. Mögest du befreit sein vom Leiden."

Mach jetzt eine kleine Reise an einen anderen Teil dieser Welt, und stell dir eine Gruppe von Menschen vor, in einem fernen Erdteil. Menschen, die du noch nie gesehen hast. Stell sie dir einfach nur vor. Welche Menschen es auch sind, stell dich vor diese Menschen und vor deinem inneren Auge in deiner Vorstellung sieh sie als Repräsentanten aller Lebewesen auf dem Planeten an. Und sprich zu ihnen die Worte: „Mögen alle Lebewesen glücklich sein. Mögen alle Lebewesen in Frieden und in Fülle leben. Mögen alle Lebewesen befreit sein vom Leiden. Mögen alle Lebewesen glücklich sein. Mögen alle Lebewesen in Frieden und in Fülle leben. Mögen alle Lebewesen befreit sein vom Leiden."

Spüre in deinen Körper hinein und spüre die Verbundenheit mit dir selbst, mit Menschen die dir sehr nahestehen, mit bekannten Menschen und mit Menschen mit denen du eine problematische Beziehung hast. Mit allen Menschen und allen Lebewesen auf diesem Planeten. Genieße das Gefühl der Verbundenheit und dann vertiefe deinen Atem wieder. Beende die Meditation und öffne die Augen.

Liebe und Mitgefühl
zerstreuen die
Angst vor
dem Leben

Dalai Lama XIV.

Kapitel 7

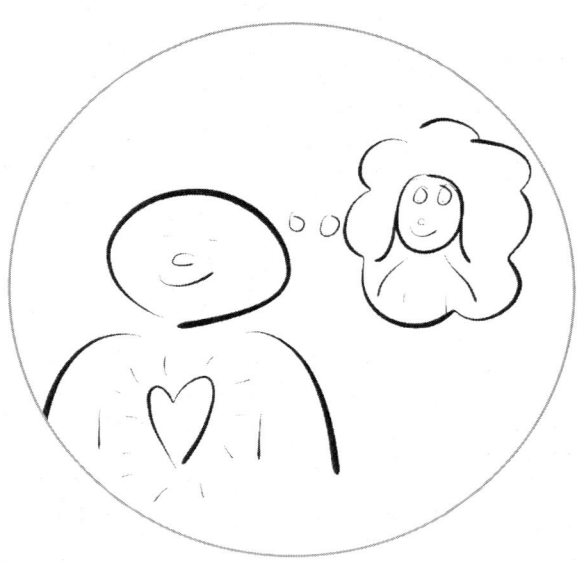

Dies ist nun deine Meditationspraxis – im Idealfall für den Rest deines Lebens. Es ist nun der Anker deines Lebens. Deine persönliche Kontaktaufnahme mit dir selbst, mit deinem wahren Wesenskern und gleichzeitig mit dem Leben selbst.
Du hast es geschafft. Du als Pionier hast dein gelobtes Land erreicht. Du bist in die Tiefe deines Selbst vorgedrungen und hast dich durch nichts abhalten lassen. Nun bist du eine echte Kriegerin, ein echter Krieger des Lichts.

Auch im Kleinen wirksam

Mein (Nicole) größter Meilenstein in meiner Praxis war ein Satz, den mein damals noch kleiner Sohn zu mir sagte. Ich hatte gerade intensiv angefangen zu meditieren. Und nach ein paar Wochen kam der Kleine zu mir und sagte: „Mama, seit du meditierst, bin ich glücklicher." Das saß. Dieser Satz kam aus meinem kleinen Jungen so ehrlich und unverblümt, dass es mich zutiefst rührte. Ich bilde mir ein, immer ein überwiegend lebensfroher Mensch gewesen zu sein und war nie längere Zeit unglücklich. Mir selbst war nur aufgefallen, dass die Meditation mir geholfen hatte, innerlich ruhiger zu werden, aber ich hatte keine Ahnung, dass sich das auf mein Umfeld auswirkte. Und dennoch hatte mein Sohn das sehr klar und deutlich gespürt. Mehr noch: Es hatte direkte Auswirkungen auf ihn selbst. Da wusste ich: Jede einzelne Sekunde auf dem Kissen war es verdammt nochmal wert! Es war weder Zeitverschwendung noch Egoismus. Es war schlicht meine Pflicht. Denn als Mutter möchte ich genau das: dass meine Kinder glücklich sind und ich meinen emotionalen und unausgegorenen Mist für mich behalten und klären kann. Und wenn man mit ein bisschen Pionierarbeit seine eigenen Kinder glücklicher machen kann, dann kann man auch seinen Teil zu einer besseren Welt beitragen.
Tatsächlich habe ich erst viele Jahre später wirklich verstanden, was mit meinem Sohn passiert war.

Wenn wir in der Meditation in unser Kraftzentrum gehen und etwa auf Dankbarkeit, Mitgefühl oder Einheit meditieren, empfinden und kultivieren wir hoch schwingende Gefühle wie Liebe oder Dankbarkeit, Freude, Inspiration, Wertschätzung oder völligen Frieden. Wir öffnen unser Herz. Dadurch entsteht Herzkohärenz, d.h. das Herz bekommt mehr Rhythmus, Balance und Ordnung. Das ist nicht nur unglaublich gesund und heilsam für den Meditierenden. Das Herz erzeugt ein starkes und messbares elektromagnetisches Signal, das buchstäblich aus dem Körper herausströmt und darüber hinausgeht. Nach dem Quantenmodell ist dieses Signal reine Energie, und jede Energie ist nichts anderes als Information. Du als Pionier „informierst" also die Welt mit Liebe, Dankbarkeit, Freude usw. Andere Herzen reagieren darauf und kommen über diese Information selbst in Kohärenz, also in Gleichklang, in Balance und in Rhythmus – und der Träger dieses Herzens spürt das.

Und nun stell dir vor, nicht nur du, sondern noch viele andere Pioniere machen genau das: Sie öffnen ihr Herz und schleudern Liebe in diese Welt, Frieden, Dankbarkeit, Wertschätzung. Informieren diese Welt mit lauter positivem Zeugs statt mit Angst, Krieg oder Hass, wie die Medien es rund um die Uhr tun.
Für mich ist es überhaupt keine Frage, dass es funktioniert. Dass wir die Macht (und auch die Pflicht) haben, unsere Energie und damit auch die Frequenz um uns herum zu erhöhen, wann immer wir die Gelegenheit dazu haben. Und je mehr Pioniere in diesem Sinne am Werk sind, desto besser. Schon eine Handvoll Meditierender kann die Energie im Raum spürbar anheben. Wie oft habe ich am Ende einer Yogastunde, während oder nach der Abschlussmeditation, in der ich die Teilnehmer angeleitet

hatte, ihr Herz zu öffnen, schon Gänsehaut bekommen! Mit ein paar Dutzend Teilnehmern wird es noch deutlicher. Und was passiert erst, wenn 800 oder sogar 1500 Menschen in einem Saal in einer Meditation ihr Herz öffnen! Das ist unbeschreiblich. Ich durfte es auf mehreren Workshops von Dr. Joe Dispenza erleben.

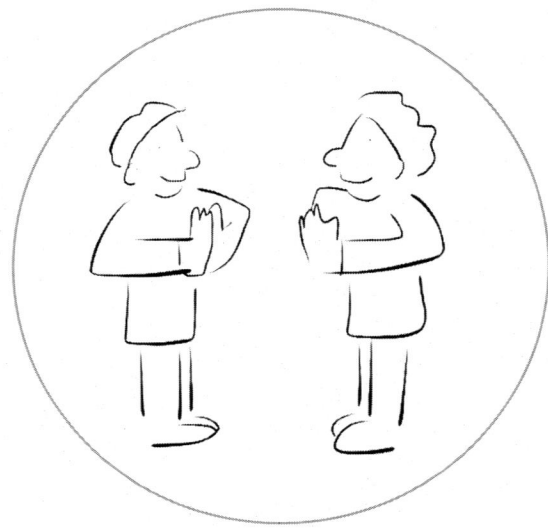

Kapitel 7

Wir sind felsenfest davon überzeugt, dass dieser Weg der Weg der Zukunft ist für eine bessere, friedlichere und freundlichere Welt.

Meditation soll Freude machen, sie darf Spaß machen. Meditation bedeutet Leichtigkeit und Reduzierung jeder Form von Schwere und Ballast im Leben.

Sie ist ein innerer Tanz, eine innere Musik, eine Revolution deiner Lebendigkeit. Weil dein Wesen Lebensfreude ist und die Meditation dich mit deinem Wesen in Verbindung bringt, wird diese Lebensfreude mehr und mehr dein natürlicher Zustand. Ein inneres Tanzen und inneres Singen heißt natürlich nicht, dass du wie ein Verrückter singend und tanzend durch die Gegend läufst. Es ist ein Tanzen und ein Singen in deinen Augen, in deinem Lächeln und deinen Umarmungen, die du anderen Menschen verschenkst. Es ist ein natürlicher Ausdruck deiner neu gewonnenen Freiheit. Diese Freiheit ist deine Natur. Es ist nichts künstlich Hinzugefügtes oder Ausgedachtes. Du bist diese Freiheit. Und du bist dieses Licht, das du in dieser neu gewonnenen Freiheit ausstrahlst.

Du bist, wenn du in dieser Freiheit lebst, ein Leuchtturm.

Jeder Leuchtturm hat die Aufgabe zu leuchten. Und diese Welt braucht Leuchttürme.

Fazit Kapitel 7

- **Meditation bedeutet, das Herz nicht nur für sich, sondern für die ganze Welt zu öffnen.**

- **Mach aus deiner täglichen Meditation ein Ritual für alle und werde zu einem Leuchtturm für diese Welt.**

Kapitel 7

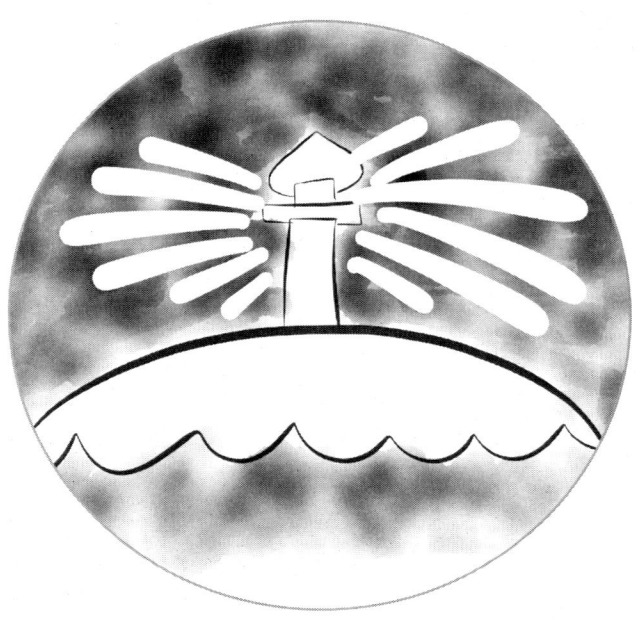

Die Autoren

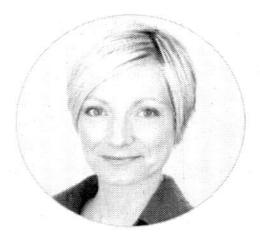

Nicole Roewers

Film- und Fernsehwissenschaftlerin (M.A.)

14 Jahre Berufserfahrung als Journalistin, Reporterin und Moderatorin beim WDR-Fernsehen, ist nach jahrelanger eigener Yoga- und Mediationspraxis und diversen Weiterbildungen heute Coach und Trainerin für Stressmanagement und Selbstwirksamkeit, Yogalehrerin mit Krankenkassenzertifizierung im eigenen Studio in Köln.

Autorin von drei Sachbüchern zum Thema Glück: „Jede Menge Glück", „Das Glück in Köln" und „Die Liebe in Köln".

Sie leitet zusammen mit Florian Heinzmann „Unity Training" – Glücksfitness-Studio in Köln (www.unity-training.de).

Leitet zusammen mit Florian Heinzmann die Firmentrainings für Mitarbeiter „Kiss your stress goodbye", „happy brain – happy work" und „full energy" in mehreren großen Unternehmen in ganz Deutschland.

Verheiratet mit Florian Heinzmann und Mutter zweier Kinder.

Kapitel 7

Florian Heinzmann

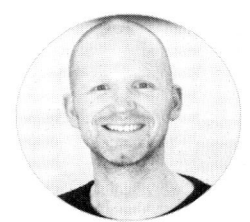

Literaturwissenschaftler (M.A.),
Studium Germanistik, Geschichte, Philosophie,
Indologie, Religionswissenschaften

6 Jahre langes Studium der Achtsamkeit als hinduistischer Mönch in diversen Klöstern in Indien und Europa

7 Jahre lange Erfahrung in Methodik und Didaktik als Privatschullehrer mit Abiturprüfung

Langjährige Meditationspraxis von insgesamt mehr als 12.000 Stunden.

Jetzt selbstständiger Stressmanagement-Trainer (GKM), Yogalehrer (BDY-Mitglied) mit Krankenkassenzertifizierung und Meditationslehrer.

Leitet Ausbildungen zum Yogalehrer (yoga alliance), Meditationslehrer und Stressmanagement-Trainer in der eigenen Ausbildungs-Akademie in Köln (www.unity-yoga.de). Leitet zusammen mit seiner Frau Nicole Roewers „Unity Training" – Glücksfitness-Studio in Köln (www.unity-training.de).

Leitet zusammen mit Nicole Roewers die Firmentrainings für Mitarbeiter „Kiss your stress goodbye", „happy brain – happy work" und „full energy" in mehreren großen Unternehmen in ganz Deutschland.
Er schreibt regelmäßig zum Thema Gesundheit durch Yoga, Achtsamkeit und Meditation und hat fünf CDs über Meditation und Yoga produziert.

Verheiratet mit Nicole Roewers und Vater einer gemeinsamen Tochter.

Danke

Ein Buch zu schreiben ist immer wie eine kleine Geburt. Erst geht man damit schwanger, dann entstehen die ersten Zeilen, dann das Gerüst und irgendwann ist es wie ein eigenständiges Lebewesen, das in die Welt hinausdrängt.
Wir, die beiden Eltern, sind zutiefst dankbar für die Begleitung und Unterstützung, die wir erfahren haben.
Unser Dank geht an Raphaela Eule, die geduldig jede Wandlung, Wendung und jedes Wachstum dieses Werkes mitgemacht hat. Ohne ihren Ansporn und ihre stetige Erinnerung an „Das Buch" wäre es sicher heut noch nicht fertig. Gerd Corona, der uns unterstützt und beraten hat, immer „das große Ganze" im Blick. Der nie lockergelassen hat, wenn es darum ging, noch ein bisschen präziser zu sein.
Danke auch an Gabriele Spital, Melanie Räuschel und Susanne Höder für die Ideen und Impulse.

Danken möchten wir auch den großartigen Meditationslehrern, von denen wir lernen durften und die uns inspiriert haben, insbesondere Thich Nhat Hanh, Sri Sri Ravi Shankara, Sukadev Bretz, Sadhu Maharaja, Krishna Chandra, Sacinandana Swami, Swami Tattvarupananda, Swami Govindananda und Dr. Joe Dispenza.

Ebenso gehört unser tiefster Dank den Menschen, mit denen wir uns weiterentwickeln und wachsen konnten: unseren Kurs- und Seminarteilnehmern.

Kapitel 7

Anmerkungen

1. http://www.deutsche-gesundheits-nachrichten.de/2016/09/27/mehrheit-der-jungen-buerger-klagen-ueber-alltagsstress/
2. Barbara Knab in: Psychologie heute 06/2017, S. 26.
3. Siehe BDY: Yoga - im Spiegel der Wissenschaft. Stand 8/2011, S.15ff.
4. Ebd. S.14.
5. Vgl. Joe Dispenza: Werde Übernatürlich. Isen 2017.
6. Martin E. P. Seligman: Der Glücksfaktor. Warum Optimisten länger leben. Bergisch Gladbach 2005. S. 21.
7. Ebd. 78.
8. David Servan-Schreiber: Die neue Medizin der Emotionen. Stress, Angst, Depression: Gesund werden ohne Medikamente. München 2006, S. 52.
9. Vgl. ebd. S. 58.
10. Brihadaranyaka-Upanishad 1,7; zit. nach Eknath Easwaran: Die Upanischaden. München 2008, S. 64.
11. Mundaka-Upanishad 1,2,1; zit. nach Easwaran Ebd. S.159.
12. Vgl. Ralph Skuban: Pranayama. Grafing bei München 2017.
13. Diese Energiezentren der Yogis entsprechen den Drüsen im endokrinen System des Menschen. Im Fall des Herzzentrums ist das die Thymusdrüse. Im Fall der Mitte der Stirn ist es die Hirnanhangsdrüse bzw. der Hypothalamus.
14. Prof. Dr. Ingo Froböse: Power durch Pause. Stress stoppen, richtig abschalten, kraftvoll neu starten. München 2016.
15. Amy Arnsten (Yale Medical School): Stress weakens prefrontal networks: molecular insults to higher cognition. Nat Neurosci. 18(10), Okt. 2015; 1376-85. doi: 10.1038/nn.4087.
16. Hölzel BK, Carmody J, Vangel M, Congleton C, Yerramsetti SM, Gard T, Lazar SW. Psychiatry Res. 30. Jan. 2011; 191(1) S.36-43.
17. Turakitwanakan W1, Mekseepralard C, Busarakumtragul P.: Effects of mindfulness meditation serum cortisol of medical students. In: J Med Assoc Thai. 2013 Jan; 96 Suppl 1: S. 90-95.
18. Punyahotra, Sittiprapaporn, Sarikaphuti: Study of Brain Activity Analysis of deep Breathing, Bangkok 2000, Department of Psychiatry, Faculty of Medicine Siriraj Hospital,

Bangkok 10700, Thailand. http://anti-aging.mfu.ac.th/File_PDF/research_inter/P2557_21.pdf
19 Ekman P, Davidson RJ, Ricard M, Wallace BA. Buddhist and Psychological Perspectives on Emotions and Well-Being. Current Directions in Psychological Science 14, 2005, S. 59–63.
20 Zeidan et al. Mindfulness meditation improves cognition: Evidence of brief mental training. Consciousness and Cognition 19,2, Juni 2010; S. 597-605.
21 Judson A. Brewer, Jake H. Davis, and Joseph Goldstein, "Why Is It So Hard to Pay Attention, or Is It? Mindfulness, the Factors of Awakening and Reward-Based Learning," Mindfulness 4 (2013): 75-80.
22 Paracelsus-Magazin 2/2012.
23 Lorr M, McNair DM, & Heuchert, JW P (2003). Profile of Mood States: Bipolar Form. North Tonawanda, NY: Multi-Health Systems (MHS)
24 Ulrich Ott: Meditation für Skeptiker. Barth 2010, S. 67.
25 Zit. Nach: Ulrich Kraft: Meditation. Die neuronale Erleuchtung. In: Gehirn und Geist 10/2005. S. 12-14.
26 Vgl. Z.B. https://byronclinic.com/marsha-linehan-radical-acceptance/
27 Phie Ambo: Free the Mind. Can you rewire the brain just by taking a breath? Danishdocumentary. 2012.
28 Richard Davidson, Jon Kabat-Zinn, u.a.: Alterations in Brain and Immune Function Produced by Mindfulness Meditation. In: Psychosomatic Medicine 65 (2003), S. 564–570.
29 Gegen Bluthochdruck hilft statt Medikation auch Meditation, zit. nach: http://www.uni-wuerzburg.de/intern/w050601b.html.
30 Thilo Hinterberger u.a.: (2015). Mindfulness based stress reduction (MBSR) as treatment for chronic back pain – An observational study with assessment of thalamocortical dysrhythmia. Forschende Komplementärmedizin / Research in Complementary Medicine, 22(5), S. 298–303.
31 Elisabeth Blackburn, Elissa Epel: Die Entschlüsselung des Alterns. Der Telomer-Effekt. München 2017.
32 Elissa Epel u.a.: Can meditation slow rate of cellular aging? Cognitive stress, mindfulness, and telomeres. In: Annals of the New York Academy of Sciences. 28.08.2009.
33 Bruce Lipton: Intelligente Zellen. Wie Erfahrungen unsere Gene steuern. Dorfen 2016.
34 P.Kaliman u.a.: Rapid changes in histone deacetylases and inflammatory gene expression in expert meditators. (2014) in: Brain Behav Immun. Mai 2018; 70, S. 233-245

35 Bhasin MK, Dusek JA, Chang, Denninger JW u.a.: Relaxation Response induces temporal Transcriptome Changes in Energy Metabolism, Insulin Secretation and Inflammatory Pathways. In: PLoS One 8(5) https://doi.org/10.1371/journal.pone.0062817
36 Vgl. etwa die Forschungen von Tanja Singer zum Thema Mitgefühl und Meditation. Etwa: Mitgefühl in der Wirtschaft. Ein bahnbrechender Forschungsbericht. München 2015.
37 Scientific Research on Maharishi's Transcendental Meditation Vol. 1, 98, S. 639-648.
38 Psychology, Crime & Law, Vol 2, 1996, Issue 3
39 Orme-Johnson, Alexander, Davies et.al: „International Peace Projekt in the Middle East: The Effekt of the Maharishi-Technology of the Unified Field". Journal of conflict Resolution, 4. Dez. 1988
40 The maharishi effect: A model for social improvement. Time series analysis of a phase transition to reduced crime in merseyside metropolitan area (2008), Hagelin u.a.: Effects of Group Practice of the Transcendental Meditation Program on Preventing Violent Crime in Washington D.C: Results of the National Demonstration Project June – July 1993, Volume 47, Issue 2, Juni 1999, S. 153–201. Transformation.net: Studien zur Wirksamkeit von Gruppen-Meditationen (2017), Thespiritscience.net: Studies Show Group Meditation Lowers Crime, Suicide, & Deaths In Surrounding Areas (2015)
41 http://www.worldpeacegroup.org/washington_crime_study.html
Der theoretische Physiker Dr. John Hagelin sagt mehr zur Einheitlichen Feldtheorie in diesem Videovortrag (englisch): https://www.youtube.com/watch?v=OrcWntw9juM „Ich denke, die Behauptung kann plausibel gemacht werden, dass die potenziellen Auswirkungen dieser einen Forschung die der anderen laufenden sozialen oder psychologischen Forschungsprogramme übersteigt. Sie hat eine breitere Palette von statistischen Tests überlebt als die meisten Forschungen auf dem Gebiet der Konfliktlösung. Diese Arbeit und die Theorie, die sie beinhaltet, verdient die ernstzunehmende Betrachtung von Wissenschaftlern und politischen Entscheidungsträgern gleichermaßen."
42 Fales, Evan und Barry Markovsky (1997): Evaluating Heterodox Theories, Social Forces, Band 76 (englisch)
43 Siehe etwa: James Schwartz: Die Wirklichkeit verstehen. Vedanta. Eine Einführung. Bielefeld 2016.
44 https://ifurinstitut.wordpress.com

Impressum

Bibliografische Information der Deutschen Nationalbibliothek:
Die Deutsche Nationalbibliothek verzeichnet diese Publikation in der Deutschen Nationalbibliografie; detaillierte bibliografische Daten sind im Internet über http://dnb.ddb.de abrufbar.

Zeichnungen: Florian Heinzmann
Gestaltung: Radharani A. Nee (www.radharani.de)
Herstellung: FontFront GmbH, Roßdorf
Herausgeber: Unity Training Roewers/Heinzmann GbR
Ebertplatz 9, 50668 Köln
1. Auflage
ISBN 978-3-948000-03-5

© **2018 Unity Training**
Nicole Roewers und Florian Heinzmann (www.unity-training.de)

Das Werk darf – auch teilweise – nur mit Genehmigung der Herausgeber vervielfältigt werden.
Alle Rechte vorbehalten.

Der Audiokurs zum Buch:

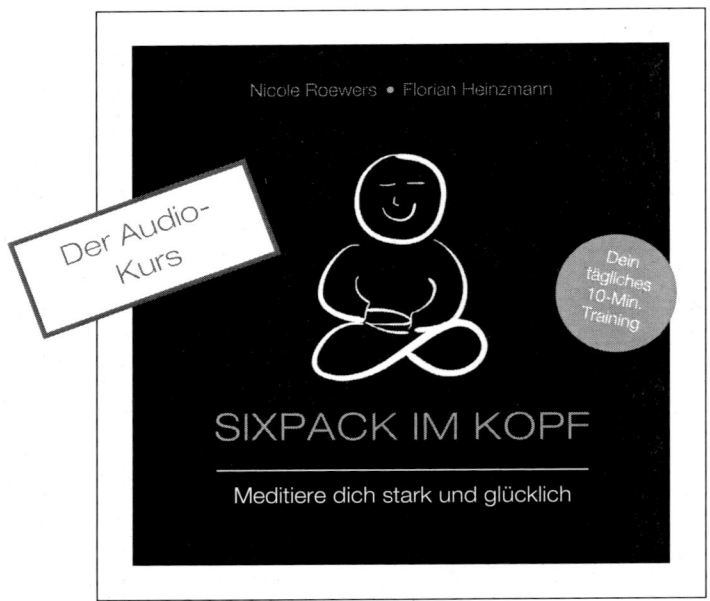

Erhältlich bei: **www.unity-training.de/shop**

Hier findest du außerdem weitere Meditations-CDs, Yoga-Videokurse uvm.

Seminare bei Unity-Training:

auch für Firmen!

Für alle, die als Pionier einen entscheidenden Schritt weitergehen wollen:

Unsere 2-Tages-Trainings

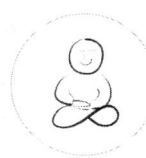
Sixpack im Kopf
Mental stark und gelassen im (Berufs-)Alltag

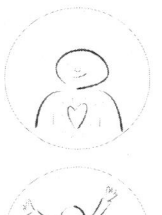
Kiss your stress goodbye
Stressmanagement deluxe

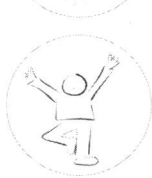
Full Energy
Nachhaltig und smart mit deiner Energie ungehen

mehr unter **unity-training.de**

Ausbildungen bei Unity-Training:

Du willst als Pionier noch weitergehen?

Dann tauche mit uns tief ein in atemberaubende neue Welten, festige deine Praxis und lerne, wie du andere Menschen dafür begeistern kannst. Mache eine Ausbildung zum:

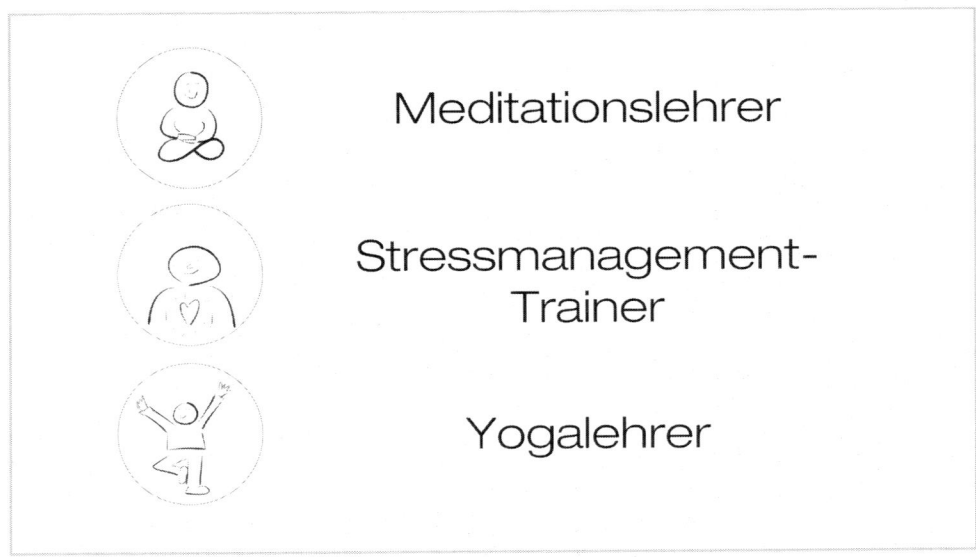

- Meditationslehrer
- Stressmanagement-Trainer
- Yogalehrer

mehr unter **unity-training.de**